KB238241

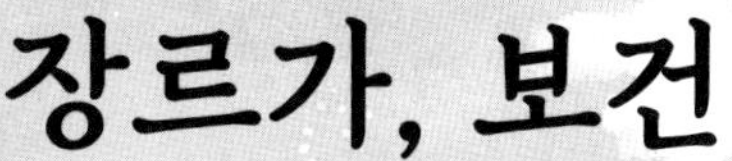

장르가, 보건

"보건교사의 하루는

이미 하나의 장르다"

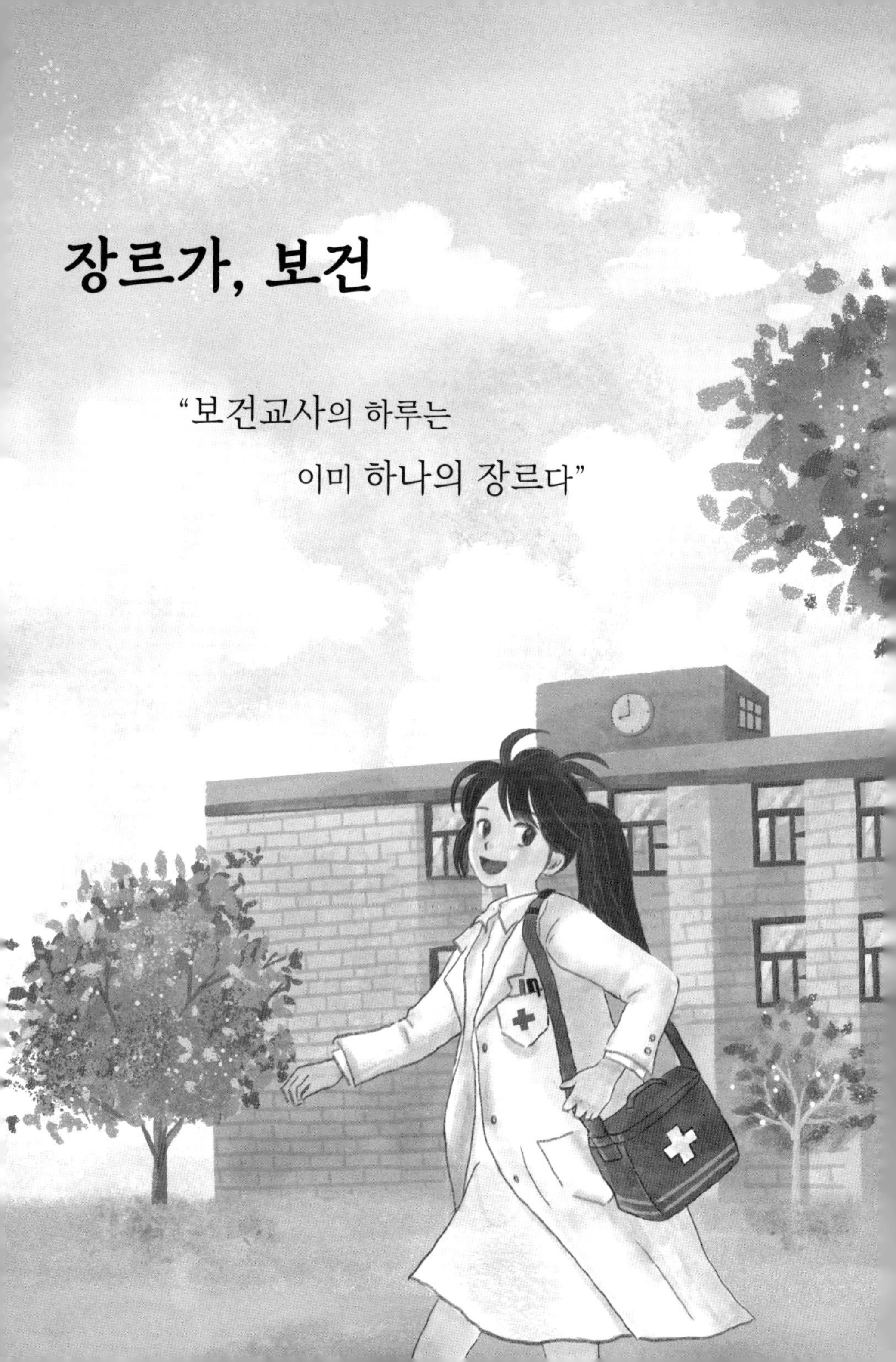

★ 추천의 글

"장르가, 보건", 이보다 더 정확한 표현이 있을까요?

한 분야에 획을 긋는 보건교사들의 열정과 능력은, 그 자체로 하나의 장르이며 교육 현장의 중심에서 책임을 다해온 이들이 바로 우리 보건교사입니다. 『장르가, 보건』의 발간을 진심으로 축하드립니다.

개인적으로도 잘 알고 있는, 그리고 현장에서 누구보다도 헌신해 온 선생님들이 이렇게 책까지 펴내며 그 사명을 글로도 이어가는 모습을 보며 존경의 마음이 절로 납니다. 보건교사는 언제나 주어진 역할에 최선을 다하며, 교육의 최전선에서 건강과 생명을 지키는 개척자입니다.

학교는 학생들이 전인적 인간으로 성장하고, 사회적 존재로 살아갈 수 있도록 관계를 맺고 돌보는 교육 공간입니다.

　그 토대가 되는 것이 바로 '건강'이며, 그 역할을 보건교사들이 묵묵히 감당해왔습니다. 그러나 학교 안에서 단 한 명 또는 두 명의 인원이 가장 큰 역할을 맡고 있기에, 보건교사는 누구보다 큰 보람을 느끼면서도 동시에 정체성의 위기와 흔들림도 크게 경험하게 됩니다. 그 진폭이 너무 커져 힘들어질 때, 이 책이 여러분의 버팀목이 되어줄 것입니다.

　이 책에는 열정과 실력을 겸비한 보건 선생님들의 생생한 현장 경험과 따뜻한 이야기가 가득 담겨 있습니다. 흔들리는 마음에 등불이 되어줄 것이며, 단지 보건교사들뿐 아니라 모든 학생, 학부모, 그리고 교직원들이 함께 읽고 공감할 수 있는 책입니다.

　다 읽고 나면, 학교에서 건강을 지키기 위해 누가, 어떻게, 어떤 방식으로 헌신했는지를 자연스럽게 깨닫게 될 것입니다.

　『장르가, 보건』이 더 많은 이들에게 읽히고, 기억되고, 학교의 건강 문화를 만들어가는 데 기어하길 바라며 다시 한 번 깊이 축하드립니다.

제20, 21대 경기도 보건교사회 회장

권 은 숙

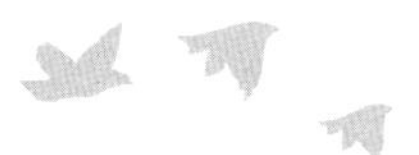

프롤로그

학교는 학생들이 지식과 기술을 배우는 공간일 뿐 아니라, 삶의 중요한 가치를 배우고 성장하는 곳입니다. 이곳에서 보건교사들은 학생들의 몸과 마음을 돌보며 그들의 성장 여정에 깊이 관여합니다.

이 책은 보건교사들의 다양한 이야기를 엮어낸 소중한 기록입니다. 학교 보건실에서의 일상, 학생들과의 특별한 순간, 교직원 간의 협력, 그리고 보건교사로서의 성장을 담았습니다. 각 장에는 보건교사들이 전하는 진솔한 목소리와 함께, 그들이 마주한 도전과 이를 극복하며 얻은 교훈이 생생하게 그려져 있습니다.

1장에서는 학교 현장에서 보건교사들이 학생들과 함께 만들어가는 하루의 소소한 이야기들을 다룹니다. 아이들의 웃음소리와 함께하는 보건실의 풍경은 따뜻함과 배려로 가득합니다.

　2장에서는 학생들의 성장과 치유를 돕는 보건교사들의 역할을 조명하며, 이 과정에서 교사들이 배우고 깨달은 점들을 나눕니다.

　3장에서는 교직원과의 협력을 통해 이루어낸 성과와 보건교사가 학교 공동체 안에서 어떤 역할을 하는지 보여줍니다.

　또한, 4장과 5장은 보건교사로서 성장하는 과정과 미래 교육을 향한 도전을 담았습니다. 팬데믹 시대에 보건교사들이 경험한 변화와 새롭게 발견한 배움의 길, 그리고 메타버스 같은 신기술을 통해 교육의 가능성을 확장하는 이야기가 펼쳐집니다.

　마지막 6장에서는 보건교사로 살아가며 느낀 삶의 의미와 성찰을 회고록처럼 담아냈습니다.

　이 책은 단순히 교사들의 경험담을 넘어, 교육 현장에 있는 모든 이들에게 공감과 영감을 줄 것입니다. 학교라는 작은 사회 안에서 서로를 돌보고 함께 성장하는 이야기가 여러분에게 깊은 울림이 되길 바랍니다.

2025년 5월 1일

도깨비 보건교사 저자 일동

목 차

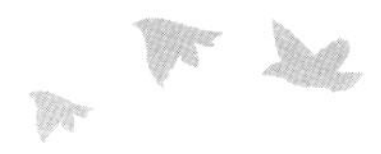

보건교사,
학교 속 하루

반짝이는
그들의 한 컷

김다정

"저기 춤추는 사람, 보건 선생님이야?"

나는 삼십대 중반과 사십대 중반에 걸쳐 두 번, 학생들과 함께 무대에 올랐다. 보건실을 자주 찾던 삼학년 동현이는 한때 복싱 선수였지만, 그만둔 후 학교생활에 쉽게 적응하지 못하고 있었다가, 연예인이 되고 싶다며 연기 공부를 시작한 학생이었다. 잊을 만하면 사고를 치고, 학교에 드문드문 나오는 동현에게 한 가지 제안을 했다.

"우리, 학교에서 버스킹을 해볼까?" 예상대로 솔깃해하는 녀석.
"무엇으로요?" "댄스!"
"좋아요! 그럼 현호도 같이해요." "좋아!"

그렇게 우리의 '굿 보이 댄스팀'이 시작되었다.
댄스 선생님으로는 체육대회 공연에서 나의 눈을 사로잡았던 이학년 서영이를 떠올렸는데, 마침 그가 보건실에 나타났다. 이건 운명이다! 서영이는 흔쾌히 제안을 받아들였다. 연습 장소로는 보건실 가까이에 있는, 몇 년 전에 사라진 태권도부의 연습실을 정했다. 인적이 드물어 연습하기에 안성맞춤인 장소였다. 체육 선생님께서도 기꺼이 허락해 주셨다.

방과 후, 우리는 빅뱅의 "굳 보이" 노래에 맞춰 서영이의 지도 아래 연습을 시작했다. 동현이는 열정이 앞서고, 현호는 뻣뻣하며, 나는 안무를 제대로 따라가지 못했다. 결국 어려운 동작은 아이들이 하고, 나는 뒤늦게 짠! 하고 나타나 뒷 소절부터 함께 하기로 의견이 모아졌다.

아주 탁월한 선택이었다. 그러던 중, 서영이의 동아리 친구들 다섯 명이 백댄서로 합류했고, 마지막 곡에서는 후배 남학생 세 명이 특별 출연하여 우리의 공연은 네 명에서 열두명으로, 단순한 댄스가 아닌 퍼포먼스가 있는 공연으로 발전했다. 두 달 동안 우리는 열심히 연습하며 합을 맞춰 갔다.

공연 날이 가까워질 무렵, 우리는 무대 의상을 구입하기 위해 동대문 야시장에 갔다. 옷을 구경하며 동대문을 돌아다니고, 포장마차에서 음식을 먹으려는 데 현호가 "선생님! 여긴 다들 중국어를 잘해요. 포장마차 주인 아줌마도 잘하세요." 라고 말했다. 이에 아줌마께서는 "먹고 살라믄 해야지" 라고 답하셨다.

깊은 밤, 우리가 모르는 공간에서 치열하게 살아가는 사람들 속에서 우리는 이방인처럼 느껴졌다.

동현이도 비슷한 느낌을 받았는지 "다들 열심히 사시네요." 라고 진지한 눈빛으로 읊조렸다. 아이들을 집에 바래다주고 돌아오니 밤 열두 시가 훌쩍 넘었다.

두 달의 연습 동안, 동현이와 현호는 지각하는 날은 있어도 학교를 빠지지는 않았다. 드디어 일학년 전체를 대상으로 하는 흡연예방 OX퀴즈 오프닝 첫 공연 날이 다가왔다.

같은 경험을 함께한 우리는 말하지 않아도 눈빛만으로 서로의 마음을 알 수 있었다. 무대라는 공간이 우리를 더욱 하나로 묶어주었고, 우리는 서로 의지하고 격려했다.

십이 분의 공연을 실수 없이 마쳤고, 학생들의 반응은 기대 이상이었다. 며칠 간격으로 이학년과 삼학년을 대상으로 두 번의 공연을 더 했고, 그때마다 한층 발전된 모습을 보여줄 수 있었다. 선생님들의 반응도 뜨거웠다. 학기말 장기 자랑 피날레 특별공연 요청을 받았고, 무대조명과 음향이 갖춰진 외부업체의 지원으로 우리의 마지막 공연을 멋지게 마무리할 수 있었다. 두 달간의 시간은 무대 위에서 벅찬 성취감으로 아름답게 끝났다.

굳이 하지 않아도 되는 일은 나의 선택에서 비롯되지만, 때로는 운명처럼 느껴지기도 한다. 아이들과 내가 운명처럼 맞아떨어지는 순간이 있다. 내 의지와 열정이 충만해도 좀처럼 맞지 않거나 자꾸 어긋날 때도 있지만, 기가 막히게 딱 맞아떨어질 때도 있다.

'굳 보이 댄스팀' 이후, 팔 년 만에 '카르페디엠'이라는 이름으로 다시 무대에 서게 되었다. 팬데믹으로 졸업식, 입학식, 체험학습, 축제를 제대로 즐기지 못한 삼학년 아이들에게 기억에 남는 중학교 추억을 만들어 주고 싶었다.

"애들아~ 우리 이번 축제 때 치어리딩 해볼래?"
댄스부 미소와 예진에게 제안했다.
"선생님~ 그럼 유빈이랑 하율이도 같이 해요."

그리하여 우리는 미소, 예진, 유빈 하율 그리고 후배인 찬희까지 총 여섯 명이 되었다. 깜짝 공연이어서 우리의 연습은 비밀리에 진행되었다. 그래서 학교가 아닌, 퇴근 후 행정복지센터 동아리실을 빌려서 연습을 했다. 미소의 안무로 우리는 함께 치어리딩을 시작했다. 댄스부 예진은 미소의 지도에 바로 따라갔지만, 육상대회에서 메달을 딴 유빈과 하율, 그리고 찬희는 치어리딩에서는 나와 다를 게 없었다. 그래서 어찌나 위안이 되던지... 우리의 어설픔은 서로에게 웃음과 위로가 되었다. 한 곡이 마무리될 때의 뿌듯함은 이루 말할 수 없었다. 야심차게 준비한 '캔디'와 '질풍가도'는 리듬을 따라가기가 어려워 여러 번 시도 끝에 결국 접게 되었다. 캔디 의상에 기대했던 유빈이는 이틀 동안 의욕을 잃었고, 나도 '질풍가도'만큼은 꼭 해보고 싶었지만 결국 포기했다.

그 와중에 막둥이 찬희의 연애 문제가 불거져 네 명의 누님들이 이래라저래라 하다가 사달이 났다. 찬희의 연애 상대가 학교 폭력을 신고한 것이다. 관심과 애정이 선을 넘은 순간이었다.

결국 찬희는 팀에서 빠졌고, 우리의 치어리딩은 계속할지 말지 중요한 기로에 놓였다. 아이들은 계속하기를 원했고, 찬희 역시 계속하길 바란다는 의견을 보내왔다.

몇 주 뒤 학폭 문제는 대화로 잘 해결되었고, 그 사이 찬희는 방황하며 엉뚱한 행동을 했다. 모두의 생각으로 찬희를 다시 팀에 합류

시키기로 했다. 순탄치 않은 과정 속에서 몇 차례 안무도 바뀌었지만 연습은 계속되었다.

축제를 2주 앞두고 내 팔에 문제가 생겼다. 연습 중 뚝 소리가 나더니 팔이 올라가지 않는 것이다. 사십대 중반에 접어든 내가 팔을 돌리는 치어리딩을 하니 인대와 근육에 무리가 온 것이었다.

"팔 올리는 거 하시면 안 됩니다."
"어? 저 팔 올려야 해요."
"그럼, 돌리는 것은 당분간 안 됩니다."
"팔 막 돌려야 하는데요."
"혹시 무슨 일 하시는지 여쭤봐도 될까요?"

올라가지 않는 팔을 붙잡고 한의원을 찾았다. 사연을 들은 한의사께서 눈을 반짝이시며,

"무대에 서실 수 있게 최대한 노력해 보겠습니다."

그렇게 한의사의 정성 가득한 치료를 매일 받으며, 연습은 계속되었다. 치어리딩 의상이 도착하고, 옷을 입고 연습하니 그럴싸한 모습이 되었다. 역시 옷이 날개다.

드디어 축제의 마지막 서프라이즈 공연 날이었다. 당일까지 우리의 공연을 아는 이는 축제 관계자 외에는 없었다. 무대 뒤에서 긴장된 마음으로 "하나 둘 셋! 파이팅!"을 외치고 무대로 나갔다.

어두운 무대가 밝아지자 아이들은 환호했고, 우리의 치어리딩은 축제의 피날레를 성공적으로 장식했다.

아이들 속으로 들어가 함께 울고, 함께 웃으며, 그들과 함께한 시간이 이렇게 공연이라는 결실로 이어졌다. 서로에게 잊지 못할 진한 감동의 시간이 평생 가슴 속에 남을 것이다.

감동의 전율과 학생들과의 깊은 관계에서 오는 기쁨이, 굳이 하지 않아도 되는 일을 지속하게 만드는 것 같다. 사람마다 자신을 끌어당기는 무언가가 있듯이, 나는 아이들과의 호흡에 끌린다.

그 속에서 에너지를 얻고, 깊은 유대 속에서 진정한 행복을 느낀다.

나는 또다시 '굳이' 하지 않아도 되는 일에, '그럼에도 불구하고' 에너지를 쏟는다. 그렇게 나는 그들과 함께 걷고, 함께 뛰고, 함께 웃고, 함께 울며, 그들의 반짝거리는 시간 속에서 잠시라도 함께 반짝였던 사람으로 남고 싶다.

작은
관심의 힘

안규행

"안녕하세요? 선생님, 저희 아이가 수업 시간에 쓰러졌다가 깨어 나보니 보건실 침대였다고 하는데요, 학교에서 아무 연락이 없어 전화드렸어요."

하루에 80명 정도의 학생들이 보건실을 방문하지만, 의식을 잃고 쓰러졌다거나 침대에 눕혀 안정시켰다면 기억나지 않을 수가 없다. 혹시나 내가 기억하지 못하는 학생일까 봐 보건일지를 열었다. 전화한 학부모에게 학생의 이름을 물었다. 역시나 오늘 보건실에 온 적이 없는 학생이다. 통화 중인 학부모 옆에는 그 학생이 있는 듯했다.

수화기 넘어로 들리는 아이의 목소리가

"내가 이름을 말 안 해서 보건 선생님이 모르실 거야.",
"보건실에서 엑스레이를 찍었는데 이상이 없다고 하셨어."

와 같은 말들이었다. 어머니는 아이의 말을 무시하지 않고 하나하나 보건 교사에게 확인하기 시작했다. 나는 차분히 대답했다.

"보건실의 진료 시스템상 이름을 말하지 않고 침대에 누울 수가 없어요. 만약 정말 의식을 잃고 쓰러져서 응급처치를 했다면 바로 학부모님께 연락을 드립니다. 학교에는 장비가 없어서 검사가 어려워요."

학부모의 대답은 하나하나 답할 때마다 점점 곤란함을 느끼는 듯 기운 빠진 목소리로 돌아왔다. 잠시의 정적을 깨고 나는 "필요하면 담임 선생님과 상담하면 좋을 것 같아요."라는 마지막 말을 남기면서 통화를 종료했다. 이 학생은 열 살이 넘었다. 현실과 비현실을 구분할 수 있는 나이다. 평소에 학급 대표를 할 정도로 똑똑하고 생활을 잘하는 아이다. 그런데 왜 이런 거짓말을 했을까?

해가 쨍쨍 내리쬐는 점심시간, 점심 식사를 마친 아이들이 운동장에서 축구를 했다. 뙤약볕이라 열탈진을 걱정하는데도 아이들은 신나게 뛰어놀고 있다. 혹시나 더위에 지친 아이들이 보건실에 올까 봐 에어컨의 온도를 2도 더 낮추었다. 나는 이미 서늘함을 느꼈지만, 더위에 뛰어노는 아이들에게는 시원함을 줄 수 있다.

정적을 깨고 보건실 문이 활짝 열린다.
땀범벅이 된 학생 두 명이 소리친다.

"보건 선생님, 저희 반 친구가 지금 운동장에서 쓰러져서
움직이질 못해요. 깨워도 못 일어나요. 열사병인 것 같아요."

'올 것이 왔구나.'

이른 더위에 걱정하던 일이 생겼나 보다. 잠시 후 보건실 앞 복도 끝
자락에 선생님 한 분이 학생을 업고 오는 모습이 보인다.

학생 도착 전 나는 활력징후를 측정할 장비들을 꺼내놓고 냉장고
속 차가운 생리식염수를 스프레이에 옮겨 담고, 얼음팩을 여러 개 준
비했다. 선풍기를 설치하자마자 아이가 도착했다.

학생을 침대에 눕히고 활력징후를 측정했다. 체온은 37.2도다.
온몸이 땀인지 물인지에 젖어있다. 혈압, 맥박도 정상, 산소포화도
도 정상이다.

얼굴, 가슴, 배 부위에 차가운 물 스프레이를 뿌리고 목뒤와 겨드
랑이에 얼음을 넣었다. 눕히면서 얼굴을 보니 감은 눈 뒤로 흔들리는

눈동자가 보인다. '어랏' 동시에 함께 일하는 보건선생님이 아이의 이름을 크게 부르며 눈을 떠보라고 소리쳤다.

아이는 언제 기절했었냐는 듯이 '번쩍' 눈을 떴다.

걱정하는 친구들을 교실로 올려보내고 상황이 정리된 후 그 학생의 이야기를 들어보았다.

점심을 먹고 축구를 하다가 너무 덥기도 하고 속이 메슥거려서 누워있고 싶었단다. 그래서 그늘에서 누워 쉬고 있는데 친구들이 달려와서 걱정을 해주었단다. 본인은 모르는 척하고 그냥 누워있었는데, 친구들이 물을 떠 와 얼굴에 뿌려주고 걱정하며 자신을 깨웠다고 했다. 갑자기 이 상황이 어떻게 흘러갈지 궁금해졌는데, 이미 자신을 위해 친구들은 보건실에 달려갔고, 점심 식사를 마치고 식당에서 나오는 선생님에게 업혀서 보건실에 왔다는 것이었다.

차가운 물 한 잔을 학생에게 건넸다. 그리고 나는 차분히 말을 이어갔다. 양치기 소년이 되지 말라고. 처음에는 친구들도 선생님도 너를 믿겠지만 반복되면 네가 진짜 필요로 할 때 주위 사람들이 아무도 너를 믿지 않게 된다는 것을 말이다. 너를 위해 뛰어서 학교 계단을 오르내리던 친구들이 잘못 넘어져서크게 다치기라도 했다면, 너의 마음은 괜찮았을까?

아이는 반성의 눈물을 흘렸다.

아이들은 가끔 거짓말을 한다. 아주 어렸을 때는 정말 현실이라고 착각해서 거짓말을 하는 경우도 있다. 그러나 초등학생이 된 이후에는 명확하게 거짓말은 옳지 않다고 배우고 알게 된다. 수업 시간에 쓰러졌었다 어머니께 말한 아이는 후에 상담해보니 이런 말을 했다.

"저는 많이 아픈데, 엄마는 괜찮다고 하니까 병원에 가고 싶어서 그랬어요. 제가 여러 번 말씀드렸는데, 엄마는 심각하게 생각하지 않는 것 같아서..."

『초등 자존감 수업』(2019)에는 '초등학생에게 거짓말은 매우 흔하다'고 한다. 어떤 이유에서인지 나에게 소홀해진 관심을 갈구하는 방법을, 직접적인 표현이 아닌 애둘러서 사건을 일으켜 관심을 끌게 만드는 언행이 거짓을 만들어낸다. 그렇게라도 사건을 꾸며내어 어른들의 관심을 끌었다는데 아이들은 일차적으로 만족해한다.

보통의 어른들은 거짓의 이유보다 거짓말을 했다는 결과에 초점을 맞추어 혼을 낸다. 왜 거짓을 하게 되었는지 이유를 궁금해하는 건 그 이후다. 어떤 경우에는 이유를 찾지도 않는다. 그저 그 아이의 '일탈'로 치부해 버린다. 거짓으로 말하는 이유에는 '나에게 관심을 가져주세요' 라는 메시지가 담겨 있다.

거짓말로 관심 끌기에 성공한 아이들 내면에는 왜 거짓말을 하게 되었는지, 어떤 부분을 말하고 싶었는지 더 캐묻고 알아주길 원하는 마음이 있다. 거짓을 행해서라도 나 좀 봐달라고 아우성치는 아이들은 조금 더 깊이 관심을 가져주어야 한다.

그리고 관심의 중심에는 부모가 있어야 한다. 가장 가까운 존재이자 아이들이 모든 것을 의지하고 사랑받기를 갈구하는 부모가 가장 많은 관심과 사랑을 주어야 한다.

'부모는 거짓말하는 아이에게 해결보다 경청이 중요하고 생각을 먼저 묻고 감정을 읽어주며, 괜찮다고 위로하라. 또한 솔직하게 아이가 속마음을 이야기해준다면 칭찬보다는 격려를 통해 아이가 거짓말을 반복해 스스로에게 수치심을 가지지 않도록 하라.' 고 『초등 자존감 수업』 (2019)에서는 강조하고 있다.

내 아이가 거짓말을 한다면, 아이의 내면의 목소리에 귀 기울이고 관심을 가져보자.

T형 보건교사가 학생들을 대하는 방법

김민경

"선생님은 T죠?"

"선생님은 츤데레예요."

아이들은 종종 나에게 이렇게 말한다. 맞다, 나는 T다.
MBTI에서 T형 사람들은 감정보다 이성을 우선시하는 경향이 있다.
아이들이 "선생님, T예요?"라고 묻는 건 내가 상황에서 따뜻한 공감
보다는 논리적 해결책을 제시할 때 하는 말이기도 하다.

물론 나는 MBTI가 한 사람을 완벽히 설명할 수 없다고 생각한다.
사회적 얼굴은 상황에 따라 언제든 달라질 수 있다. 나 역시 교직 생
활에서 만큼은 T형 보건교사로 살아왔다. 특히 중학생들을 상대하
기에는 F형보다는 T형의 태도가 더 효과적이었다고 믿는다.

아이들이 보건실에 들어와 호들갑을 떨 때마다 나는 이렇게 대답한다.

"응, 긁혔네. 이 정도로는 피가 철철 나지 않아. 안 죽어."
"선생님, 저 아프다니깐요?"
"긁혔으니 아픈 건 당연하지. 새삼스럽지 않다. 자, 치료받자."
"선생님, 그러다 저 쓰러지면 어떻게 해요?"

"이 정도로는 절대 안 쓰러져. 만약 쓰러지면 그때 119에 신고할게."
"아, 선생님. 저 진짜 과다출혈 와요. 선생님이 책임지실 거예요?"
"벌써 지혈 다 됐다. 집에서도 상처 관리 잘해.
 하루에 한 번은 꼭 소독을 하거나 연고를 발라.
 걱정하지 말고 올라가서 수업 들어. 자, 다음 사람."
"선생님은 딱 잘라 말해요. 선생님 T죠?"

아이들은 내가 차갑게 대처한다고 느낄지도 모르지만, 이는 아이들이 상처를 핑계로 보건실에서 시간을 보내는 걸 막기 위한 하나의 방법이다.

그들이 오래 버티지 않게 하려는 나름의 전략이다.
아이들이 "선생님, T형 맞죠?"라고 물을 때 그들의 서운함이 살짝 묻어나기도 한다.

그렇다고 해서 내가 정말 무심한 것은 아니다. 나는 아이들의 상처나 아픔을 절대 가볍게 여기지 않는다. 중학생들은 약간의 틈만 보이면 그걸 귀신같이 파고든다. 그래서 나는 적당한 거리감을 유지하며, 아이들이 교실로 빠르게 복귀할 수 있도록 돕는다.

그게 내가 해야 할 중요한 일이다.

매일 보건실에서 "이제 그만 올라가라, 이 정도면 됐다"며 아이들과 투닥거리는 일이 반복되지만, 아이들은 여전히 웃으며 보건실에 찾아온다.

그런 나에게도 어려운 유형의 학생들이 있다.
바로 "몰라요"라고 말하는 학생들이다.

"어디가 아프니?"
"몰라요. 그냥 다 아파요."

이런 대화는 나를 곤란하게 만든다. 성인 환자들과 대화하면 그들이 불편한 부분을 논리적으로 파악하고 치료할 수 있지만, 중학생들은 그렇지 않다. 그래서 나는 학생들이 조금 더 구체적으로 자신의 상태를 설명할 수 있도록 객관식 질문을 시작했다.

"배꼽 위야? 아래야? 아픈 느낌이 쿡쿡 찌르니? 부글거리니?
쥐어짜는 것 같니?"
"어제 저녁은 뭐 먹었니? 빵, 달걀, 밥, 누룽지, 라면, 치킨..."

이런 방식은 시간이 걸리더라도 아이들이 자신의 상태를 조금 더
명확하게 설명할 수 있게 도와주었다. 물론 여전히 "몰라요"라고 대
답하는 아이들도 있었다.

내가 학생의 상태를 정확히 파악하지 못한다면 그 아이를 제대로
도울 수 없다. 그래서 나는 시간을 들여서라도 정확한 처치를 하려
고 노력한다. 나에게는 자세한 문진을 통해 알맞은 투약과 처치를 하
는 것이 "많이 아프지?"라고 물으며 위로하는 것보다 더 중요하다.

일단 문제를 해결한 뒤에

"그래서 네가 이렇게 아픈 거였구나. 지금도 많이 아프니?"
라고 물어보는 걸 보면, 나도 T형이 맞기는 맞다.

이후 고등학교로 근무지를 옮기고 나서 "몰라요"라고 답하는 학생
들이 확연히 줄었다.

상급학교로 올라가면서 아이들은 신체적, 정신적으로 성장하고 있었다. 고등학생들은 자신의 아픔을 구체적으로 설명하고, 심지어 자신에게 어떤 약이 잘 맞는지도 알고 있었다. 이 변화는 나에게도 영향을 미쳤다. 이제는 아이들의 이야기를 충분히 듣고 감정적인 호소도 받아들이는 여유가 생긴 것이다.

덕분에 "선생님, T죠?" 라고 묻는 학생들도 더 이상 없다.
시간이 지나면 이 말도 추억으로 남게 될 것이다.

보건교사마다 학생들을 대하는 방식은 각기 다르다.
즉각적인 처치를 우선으로 여기는 교사도 있고, 감정적 공감을 먼저 해주는 교사도 있다. 중요한 것은 어떤 방법을 선택하든 학생들을 진심으로 생각하는 마음이다.

T형이든 F형이든 상관없이, 오늘도 나는 보건실을 찾아온 아이들이 아프시 않고 건강하게 지낼 수 있기를 바란다.

나를 밝히는
작은 불씨들

김향숙

15년 전 딸이 학원에서 쓰러져 의식을 잃었다.

당시 딸은 외고 준비로 자정이 넘어서 파김치가 되어 귀가했다. 그날은 학원에서 시행한 시험 점수가 떨어져 엄마에게 전화한다는 말을 듣고 파르르 떨다 쓰러졌다고 했다.

그 충격은 깊었다. 엄마인 내가 딸에게 어떤 존재였는지 자꾸 생각이 맴돌았다. 딸은 곧 의식을 되찾았지만 일 주일간 말이 없었다. 실어증에 눈동자 초점마저 제대로 맞추기 힘들었다.

밤마다 딸의 손을 꼭 잡고, 잘 자고 있는지 확인하는 마음은 슬프고도 깊은 수렁에 빠진 듯했다. 말없이 꼭 닫힌 입, 삶을 잃어버린 듯한 무표정 속에서 나는 딸을 닦달만 했을 뿐, 지친 딸의 마음을 보듬어 주거나 기다려 주지 못했음을 인정해야 했다. 딸의 병든 모습을보며 내 삶의 방향을 돌아보았다. 그리고 고민 끝에, 간호사에서 보건교사로 새로운 길을 걷기로 했다.

돌이켜보니 보건교사라는 직업은 스스로 성찰하는 기회를 꾸준히 선사해 주었다.

새출발은 중학교였다.

마침 늦둥이 아들과 같은 또래여서 소통이 잘될 것 같다는 자신감이 있었다. 그러나 중학생들은 유순하지 않았다.
특히 흡연하는 학생들은 학교의 '아픈 손가락'이었다. 그래서일까? 아픈 손가락들은 수업을 들어가기 싫어서 보건실, 선생님께 야단맞아서 보건실, 지각해서 보건실... 이런저런 핑계로 보건실을 아지트 삼아 마음의 안식처로 찾았다.

"오늘은 왜 수업에 안 들어갔노?
코코아 한 잔 타 줄 테니 얼른 마시고 들어가래이."

내 매콤한 부산 사투리 때문인지, 코코아의 달콤한 향기 때문인지, 그들은 기분이 좋아져 나에게 혼잣말을 실컷 털어놓곤 했다. 머쓱하게 웃거나 울기도 했다.

어설픈 어른 흉내를 내는 사춘기 열여섯 살, 그들은 진짜 어른을 찾아 헤매는 듯했다. 나는 금연 담당자로서, 한편으론 대모처럼 그들의 존재를 인정했었다.

봄날 하루, 그 아이들이 무리로 지각하여 교문 앞에서 벌을 받았다. 무릎을 꿇고 제법 큰 케이크 상자를 머리 위로 들고 있는 모습이 오히려 당당하여, 저 케이크가 어디로 가는지 궁금했다고 학생부장이 웃으며 나에게 말했다.

알고 보니 아이들은 전날 밤에 내 생일이라고 연락을 돌려 아침에 케이크를 사느라 지각을 한 것이다. 아이들은 누가 자신을 인정하고 응원하는지 잘 안다. 그래서그 관계 속에서 더 노력하게 된다. 나도 마찬가지다.

또 한 번은 체육대회 날, 그 학생에 그 선생이라고 나도 꽃무늬 몸빼바지를 입고 운동장을 활보하는데 사제 동행 달리기가 시작되었다. 아뿔사! 무리 중 한 명이 내 이름이 적힌 쪽지를 뽑은 모양이었다. 이름이 불리고, 나도 쏜살같이 달려 나갔다.

지금보다는 날쌘돌이었지만, 아줌마 궁둥이 어디 갈까?
여전히 무겁다. 모두 손잡고 뛰는데, 녀석이 무릎을 굽히며 내게 등을 보이더니 업히라고 했다.

"샘, 무겁다. 안 된다. 너 다친데이."

손사래 치며 거절했지만, 꼭 보건쌤을 업고 뛰고 싶다며 고집을 피운다.

'그래, 다치면 내가 치료한다'는 마음으로 등에 업혔다.

그 아이의 등에 업혀 세상을 다 가진 듯한 벅찬 마음은 보건교사로서의 보람과 삶의 가치를 온 마음을 다해 보상받은 것 같아 기뻤다.

보건교사로서 나는 아이들과의 관계를 통해 다양한 배움을 얻었다. 사람들의 특별한 행동은 내면의 복합적인 생각이 표출된 것이라 했다. 흡연하는 아이들과 유독 땀 나는 활동을 많이 하며 관계를 키우고 기다렸다. 나는 아이들이 학교에 오는 이유가 되어야 했다.

그들이 비빌 수 있는 언덕, 마음을 열고 머무를 수 있는 곳이 되어야 했다. 누군가 자기를 기다려 주고, 억울함을 알아주며, 관심사를 이야기할 수 있는 사람이 학교에 있다는 것을 알게 해주고 싶었다. 그들 중 한 명이라도 삶의 중요한 의미를 느끼는 순간이 분명히 있기에 그렇게 믿었다. 신뢰가 쌓여가며 아이들과의 관계는 더욱 깊어졌고, 나 또한 인격적으로 변해갔다.

COVID-19 발생 1년 전, 지금의 혁신학교로 옮긴 후 변화는 더 짙어졌다. 나는 평소 출근을 조금 일찍하여 아침맞이를 한다. 그리고 아이들 각자의 이름을 불러준다.

아이들의 이름을 하나 하나 부르는 것은, 그들에게 존재감을 확인시켜 주는 작은 불씨와도 같았다.

불씨가 커져 서로를 따뜻하게 감싸는 것을 보며, 나는 이 시간이 소중하여 오래 유지하고 싶었다.

나는 아이들에게 사랑을 퍼주고 싶은 보건교사이다. 코로나19 시기에는 주먹 쥐고 손등으로 인사를 했다면 이제는 하이파이브를 한다. 우르르 한꺼번에 아이들이 몰려오면 차례로 기다려줘 빠짐없이 인사하며 서로의 사랑을 확인한다.

개학 첫날부터 교문에 나가 아이들을 맞이하며 성장한 모습을 축하한다. 방학 동안 큰 키, 튼튼해진 체격, 예뻐진 얼굴을 큰소리로 확인시켜 준다.

처음에는 어색해하던 아이들이 차츰 반갑게 인사한다.

그러다 수업에서 만나면 더 반갑다. 나는 아침맞이 시간에 수업이나 보건실에서 일어나는 모든 일을 피드백 받는다. 이 얼마나 소중한가! 아침에 서로 인사하며 어제의 상태를 확인하고, 필요한 과제를 안내할 수 있다니.

한동안 아침맞이를 그만두었던 적이 있다.
그때 학생들은 왜 교문에 선생님이 안 보이냐며 안부를 물으러 보건실로 찾아왔다. 다시 교문으로 나가기로 결심하고 태세를 바꿨다.

"인사할 때는 주머니에서 손을 빼고 해야지."
"둘이 사귀기 시작했구나."
"왜 그 애랑 함께 안 오니? 싸웠니?"

이런 가벼운 대화는 아이들이 자신이 소중한 존재임을 느끼게 해주었다.

보건교사의 아침맞이는 전교생의 상태를 가장 빠르게 살피게 하고, 보건실 방문객이 줄어드는 효과도 덤으로 얻고 있다.

나는 예전의 그 엄마가 아니다.
나는 매일 아이들을 통해 내가 얼마나 성장할 수 있는지를 배운다.

보건교사로서 삶은 단순한 직업 이상의 의미를 지닌다. 사랑을 담아 학생들과의 관계를 키우고, 그들의 삶에 긍정적인 영향을 미치며 서로 존중하는 문화를 만들어가는 일. 그것이 내가 보건교사로서 얻은 가장 큰 힘이 되었다.

아이들이 나를 '보건쌤' 이 아닌 '향숙쌤' 이라 부르며 친근감을 표시할 때 가장 기쁘다. 그래서 오늘도 나는 교문에서 아이들의 이름을 부른다.

밴드 하나로
전하는 행복

박남일

보건실은 학교에서 1차 의료를 담당하는 중요한 공간이다. 따라서 다양한 의료 물품과 처방전이 필요 없는 최소한의 약품, 그리고 처치 용품들이 구비되어 있다. 그중에서도 보건실 방문 이유 중 가장 많은 비중을 차지하는 것은 크고 작은 외상이다.

3월 신학기에는 새 교과서를 넘기다가 책 날에 베이는 작은 상처부터 강당이나 운동장에서 활동 중 넘어져 생긴 찰과상까지, 이러한 외상이 보건실 환자의 주를 이룬다.

이 때문에 보건실에는 다양한 크기와 모양의 건식 및 습식 밴드가 비치되어 있다. 소화제나 두통약처럼 단일 성분의 진통제도 자주 사용되지만, 밴드의 소모량은 그보다 훨씬 더 많다.

　반면, 초등학교 저학년 학생들은 오히려 캐릭터 밴드를 선호하지 않는다. 이유를 물어보면 이제는 '학생이기 때문'이라고 말한다. 초등학교로의 진학은 아이들에게도, 부모에게도 큰 사건이다.

　유치원을 지나 학교에 진학하면서, 학부모가 되는 과정의 시작이기 때문이다. 필자 역시 아이들이 초등학교에 입학했을 때의 뭉클한 감동을 아직도 잊지 못한다.

　어느 날 한 여학생이 보건실에 찾아왔다. 손가락에 화상을 입었다고 했다. 등교 시간의 손가락 화상은 대부분 고데기에 데인 경우가 많은데, 이 여학생은 고데기가 아니라 아침 식사 메뉴로 준비한 단호박을 만지다 화상을 입었다고 했다.

　처치실로 이동하며 손가락을 보니 예쁜 캐릭터 밴드가 감겨 있었다. 집에서 연고를 바르고 1차 처치를 하고 온 것이었다.
여학생은 아픔을 이렇게 표현했다.

　"선생님, 손끝에서 심장이 마구마구 뛰는 것 같아요. 히잉~"
　"어쩜 아픔을 그렇게 시적으로 표현하니!"
　우리는 함께 마주 보며 웃었다.
　아프다고 호소하면서도 표현이 너무 멋졌다.
치료자인 나에게 정성 한 스푼 더하게 만드는 순간이다.

학생들이 아침에 일어나 아침밥을 챙겨 먹고 등교하는 일은 흔하지 않다. 대부분 아침을 먹지 않거나, 먹더라도 우유, 시리얼, 라면 정도로 간단하게 먹고 등교하는 경우가 많다. 그런데 단호박을 아침으로 먹고, 화상을 입은 손가락을 직접 처치까지 하고 왔다는 건 참 반가운 일이었다. 집에서 이렇게 케어를 받고 등교하는 학생을 보면 내 마음이 몽글몽글해진다.

반면, 뜨거운 국물이 흘러 손목에 깊은 화상을 입었음에도 등교 시간에 맞추려 병원이 아닌 보건실에서 치료하라며 아이를 보낸 경우도 있었다. 또, 생리통이 심해 울면서 보건실로 등교하는 경우도 있었다. 보건실에 가서 진통제를 먹으라 했다고는 하나, 아무것도 먹지 않고 등교한 상태라면 진통제조차 줄 수 없다.

주말 저녁에 책상 모서리에 찍혀 월요일 아침에 보건실을 찾는 일도 있었다. 주말 동안 병원이 문을 닫아 찾을 곳이 없기 때문이란다. 이런 경험을 하다 보면, 보건실에 대한 요구가 지나치게 많다는 생각이 들기도 한다. 한 학부모는 보건실에서 봉합술까지 하는 거 아니냐고 묻기도 했다.

그런 여러 경우를 겪어온 내게, 아픔을 시적으로 표현하고 스스로

처치까지 하고 온 학생은 얼마나 예쁘게 보였겠는가.

　보건실의 화상 연고를 다시 발라 주고, 몇 개 남지 않은 'T'자형 손가락 밴드를 정성스럽게 붙여 주었다. 손가락을 감싸는 'T'자형 밴드는 손끝 상처를 보호하기에 안성맞춤이지만, 일반 밴드에 비해 가격이 비싼 편이다. 학생은 내가 붙여준 'T'자형 밴드에 감탄하며 말했다.

　"우와, 이런 게 있네요. 감사합니다!"

　그 학생이 교실로 올라가는 뒷모습이 시야에서 사라질 때까지 눈으로 배웅했다. 작은 밴드 하나로 학생과 나의 행복 바이러스가 아침부터 뿜어져 나오는 순간이었다.

　보건실에서 작은 상처를 치료해 주고 밴드를 붙여 주다 보면 특히 잘 떨어지는 신체 부위가 있다. 손가락 사이의 상처나 무릎 상처는 움직임이 많아 밴드가 떨어져 보건실을 재방문해야 하는 경우가 많다. 그래서 나는 밴드를 보건실 입구에 비치해 두었다.

　밴드가 필요한 경우 학생들이 쉽게 가져갈 수 있게 하니, 단순히 밴드가 떨어진 이유로 재방문해야 했던 학생들이 먼저 좋아했다.

새로 부임한 보건교사가 어떤 사람인지 파악하려고 상처가 없는 학생이 대표로 들어온 적도 있었다.

친구들은 보건실 밖에서 기다리고, 상처 없는 학생은 치료가 필요하다며 상처를 보여주고 약을 요구하는 분위기를 풍겼다.

나는 꾹 참고 그 학생에게도 여유 밴드를 주고 보냈다. 학생이 나가자마자 친구들 간의 왁자지껄한 대화 소리가 들려왔다.

“야, 이번 보건쌤 어때?”
“응, 짱이야.”
“우와!”

밴드 한 장으로 나는 ‘짱’이 된 보건교사가 되었다. (웃음)

나는 ‘소확행(작지만 확실한 행복)’이란 단어를 좋아한다. 지금 보건실에서 바로 그 ‘소확행’을 누리고 있다.

작은 밴드 하나로 시작된 행복이 학생들, 그리고 그들이 생활하는 학교 전체에 퍼져, 힘든 학교생활 속 작은 위로가 되기를 희망한다.

'블루밍'
꽃으로
피어나라

임광자

웅덩이에 빠진 아기 코끼리를 구하는 이야기가 있다.

동화책의 교훈은 '작은 힘도 큰 도움이 된다.' 이다. 가장 먼저 천하제일의 힘을 자랑하는 사자가 줄을 던져 "영차!" 하고 애를 쓰지만 코끼리 구조에는 실패한다. 다음으로 힘이 센 친구들이 차례로 줄을 잡고 힘을 보탰지만, 여전히 코끼리를 구하지는 못했다.

마지막에 생쥐가 줄을 잡고 있는 힘껏 "영차!" 하며 힘을 보태자, 코끼리는 마침내 웅덩이에서 나올 수 있었다. 이 동화처럼, 미약해 보이는 작은 정성도 큰 기적을 만들어 낼 수 있다.

우리 삶 속에서도 작은 정성이 큰 기적을 일으키는 순간들이 있다.

"선생님! 저 붙었어요!"

12월의 어느 날, 입이 귀에 걸린 학생이 보건실로 뛰어 들어왔다. 자신이 희망하던 간호학과에 합격했다는 것이다.

"오오! 수현아! 축하해!"

우리는 손을 맞잡고 기쁨을 만끽했다. 흥분한 학생은 면접 때 했던 이야기를 들려주었다. 면접에서 "부서 간 갈등이 생긴다면 어떻게 해결하겠는가?"라는 질문에, 내가 보건실에서 조언해 준 대로 "대화로 해결을 시도하겠지만 안 되면 원칙을 따르겠습니다"하고 대답했다고 했다. 학생은 그 말을 하는 순간 면접관들이 집중하는 것을 느꼈다며, 그때 합격을 예감했다고 한다.

보건실을 자주 찾던 수현이의 면접 준비를 돕던 기억이 떠올랐다. 학생은 그때부터 꾸준히 연락을 하며 나와 안부를 나누었고, 지금은 OO대학병원에서 근무하는 7년 차 간호사가 되었다.
'간호사로 일하며 선생님께 배운 말들을 후배 간호사들에게도 전하고 있다'는 그의 말에 깊은 보람을 느꼈다.

아이들을 가르치는 것은 가지를 치고 꽃을 다듬는 것과 비슷하다. 처음에는 내 욕심으로 화초의 가지를 자르는 것 같아 망설였지만,

나중에는 튼튼한 가지와 풍성한 꽃을 위해 가지치기가 필요함을 깨달았다. 아이들을 성장시키는 과정에도 때로는 불편한 조언이나 모진 말이 필요하다.

어느날, 1교시가 시작하자마자 머리가 아프다며 보건실로 온 고3 남학생이 있었다. 그의 피곤해 보이는 얼굴에 이유를 물으니, 아이는 밤새 잠을 못 잤다고 했다.

"저 같은 스펙을 가진 학생이 면접에서 계속 떨어지는 이유를 모르겠어요." 라며 억울함에 화를 냈다.

이 학생은 여러 차례 수시 전형 면접에서 떨어진 상황을 받아들이지 못한 듯했다. 나는 그동안 학생의 화려한 성취를 칭찬하면서도, 우월감이 자신을 방해하고 있다는 생각이 들어 조심스럽게 말했다.

"너의 스펙을 쌓는 데 도움을 준 사람들도 있지 않니?"
"아니요 다 제가 한 거예요."

그의 우쭐한 태도에 나는 결심하고 덧붙였다.

"승준아, 너에게 한 가지 부족한 것이 있어 보인다. 바로 '겸손' 이야"

그 순간, 학생의 표정이 굳어졌고, 나는 조금 더 설명했다.

"너의 성공을 위해 함께 해준 이들에게 감사하는 마음을 갖는다면, 면접관들도 너의 성취를 더 높이 평가할 거야."

아이를 바라보며, 때로는 불편한 말도 학생을 위해 꼭 해야 할 때가 있다는 생각이 들었다. 아이들을 만나 함께 하는 시간은 축복이다. 교사의 따뜻한 격려 한마디가 아이의 꿈을 싹틔우고, 작은 조언 하나가 겸손을 배우게 하며, 아이들을 한층 더 성장시킨다.

나는 아이들이 자신의 잠재력을 만개할 수 있도록 살며시 밀어주는 바람이 되고자 한다. 올해도 '블루밍' 이라는 이름의 동아리를 개설하며 아이들이 피어날 준비를 한다.

꽃으로 피어날 아이들을 보며, 나의 축복은 계속된다.

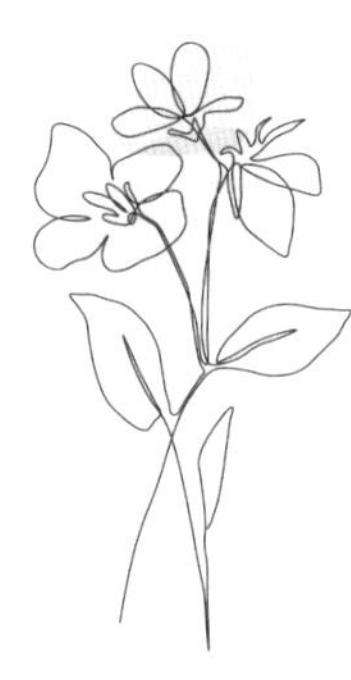

부족함이
이끌어준
보건교사의 삶

김민경

간호사가 꿈이었던 적은 없었다.

그리고 간호사가 되어서도 보건교사가 될 줄은 상상도 못했었다. 보건교사로 살고 있는 지금의 나의 모습을 결정한 것이 과연 어느 순간이었을지 생각해 보면, 결정적인 어느 한순간 때문만은 아니었다.

삶은 그동안 내가 했던 무수한 선택의 결과들이 쌓여 지금에 이르렀다. 매 선택의 순간들을 회상해보면 나에게 부족했던 어떤 점들이 있었고, 시간이 지나고 나서야 그것을 극복하려 했던 나의 노력과 선택이 있었기에 보건교사가 된 건 아닐까 하고 생각해 본다.

고등학생 때에는 진로에 대한 고민이 부족했었다.

나는 평범한 지방 광역시에 살던 평범한 집안의 맏딸이었다.

대체적으로 부모님의 지원을 잘 받고 자랐던 나는 무엇을 하고 싶다는 고민을 깊게 하지 못했다. 아버지의 영향도 있었고, 왠지 멋져 보인다는 생각으로 건축공학과 같은 곳을 가고 싶었다.

어떤 전공이 구체적으로 무슨 일을 할 수 있는지 잘 알지 못했고, 진로에 대한 고민도 아주 진지하게 해 본 적이 없었다.

'성적이 나오면 어디든 맞춰가겠지'
라는 생각을 막연하게 했던 것 같다.

공부 못한다는 소리는 들어본 적은 없었고, 뭐든 시키면 적당히 잘 해냈기 때문에 내가 무엇을 좋아하고 하고 싶어 하는지 알지 못했다.

그 나이대의 아이들이 흔히 하는 생각처럼, 내가 적당히 원하기만 하면 그 길을 갈 수 있을 거란 착각을 했다.

구체적인 목표가 없던 나는 수능 성적표를 들고 빼곡한 글씨로 채워진 대학입시 결과표를 마주한 채 내 점수에서 쭉 수평으로 선을 그어 갈만한 학교가 어디 있나 살펴볼 뿐이었다.

그리고 그 선상에 간호학과가 있었다. 간호학과를 가서 무슨 일을 하게 될지 어떤 공부를 하게 될지는 전혀 몰랐다.
일단 등록을 한 뒤 재수를 해야 하나 고민을 하던 중이었고, 혹시라도 재수를 못하게 되면 취업률이 보장된 적당히 안정적인 학과를 가야 할 것 같았을 뿐이다.

고입과 동시에 터진 IMF로 그때 나의 선택권은 많지 않았고, 그렇게 나는 어쩌다 보니 간호학과를 가게 되었다.

지금의 간호학과 입시경쟁률이었다면 사정은 달라졌을 것이다. 그때 만약 내가 조금 더 내 미래를 진지하게 고민했더라면, 미래에 대한 확고한 목표와 꿈이 있었더라면 지금 내가 간호사로 살고 있었을까?

'만약에' 라는 단서는 의미 없는 푸념이라는 걸 충분히 아는 나이가 되었지만 분명한 건 그때 내가 간호학과를 가지 않았다면 보건교사의 삶은 없었을 것이다.

나는 용기가 부족했다.
나는 간호사로 총 7년간 암 환자 중심의 중환자실과 종양내과 및 완화의료병동에서 근무했다.
사람 일은 알 수 없는 것이라고 말하지만, 병원생활은 어쩌다 보니 선택하게 된 전공이라고 하더라도 비교적 나와 잘 맞았다.

그러나 누구에게나 그렇듯 병원생활 중 힘든 시기는 나에게도 찾아왔다. 개인사와 매너리즘과 겹치며 지독히도 힘들었다.

나는 병원을 떠나고 싶었지만 떠날 용기는 없었다. 언젠가는 다른 일을 할 거라 꿈꾸며 미국 간호사 면허도 따고, 대학원도 다녔지만 막상 일을 그만두지는 못했다.

무엇이든 주어지면 대체적으로 잘 해내는 성격이라 그 시기가 지나면 또 어찌저찌 잘 다닐 수 있을 거라며 안일하게 생각했었다. 꾸준히 다른 진로를 찾긴 했지만, 당시 나에게 보건교사는 옵션 사항이 아니었다.

이후 또 한동안 나는 삶에 대한 만족감이 부족했다.
간호사로 근무하던 중 지금의 남편을 만나 결혼을 했고, 아이를 낳으며 휴직을 했다. 잠깐뿐일 줄 알았던 휴직은 퇴사로 이어졌다.

서울 출생인 남편을 따라 수도권으로 이사를 오면서 다니던 병원을 그만둬야 했다. 이후 나는 한동안 전업주부의 삶을 살아야 했다. 어린아이를 키우는 전업주부의 하루는 쳇바퀴처럼 반복해서 돌아갔고, 나는 아슬아슬하게 그 속에서 퉁퉁 뛰어다니며 매일 간신히 버티고 있었다.

육아는 나를 엄마로, 어른으로 성숙하게 했고, 가정을 이룬 나는 행복했지만, 한편으로 나의 자존감은 바닥까지 서서히 가라앉고 있었다.

음식이 맛있다, 살림을 잘한다는 소리를 들어도 기쁜 건 오래가지 않았다. 내 삶에 만족스럽지 않았다. 사랑스러운 아이가 눈앞에 있었지만, 아이만 키우다 내 좋은 날이 다끝나버리는 건 아닐까 하는 불안감이 스며들었다.

나의 전공과 경력, 그동안의 시간들이 다 허공 속의 먼지가 되어 흩어지는 것 같았다. 사랑스러운 아이도 잘 품어줄 수 있으며 자존감을 높이는 나의 일을 하고 싶었다. 그때 만약 내가 내 삶에 적당히 만족했다면, 나는 지금 어떤 모습일까?

그 시기를 거치고 나니 보건교사라는 직업이 드디어 나의 선택사항에 등장하게 된다. 시작은 내가 직접 돈을 벌어 쓰고 싶다는 욕심에서였다.

버지니아 울프는 자신의 책『자기만의 방』에서 여성이 글을 쓰기 위해 자신만의 공간과 연간 500파운드의 경제력이 있어야 한다고 말했다. 꼭 글을 쓰는 여성이 아니라 해도, 누구나 자신의 정체성을 찾고 자아실현을 하기 위해서 어느 정도의 일과 소득이 필요한 것은 자명한 일이다. 나는 나 자신을 찾기 위해 다시 일을 해야 한다는 결론을 얻었다.

마침 2016년 집 근처 초등학교에서 보건 시간강사 공고가 났다. 용돈이라도 조금씩 벌며 일에 대한 감각을 놓지 말자, 그리고 아이를 유치원에 데려다주고 오전만 잠깐 근무를 하면 된다는 장점이 크게 느껴졌다. 무작정 이력서를 써서 지원을 했고, 그렇게 학교에서 근무하기 시작했다. 급여는 많지 않았지만 다시 일을 한다는 기쁨이 가득했다.

나는 보건교사를 이미 하고 있는 친구에게 학교에서 보건 시간강사를 하기로 했다고 말했다. 그 친구는 "그렇게 학교 경험을 시작해 보고 적성에 맞으면 임용고시를 준비해 봐"라며 말하며 나에게 보건교사를 권유했다.

이 말을 들은 이후 그동안 한 번도 생각해 본 적 없던 보건교사라는 직업을 세세하게 들여다보기 시작했다.

진로 고민은 어릴 적과는 다른 무게감이 있었다.

분명 학교에서의 근무는 기대했던 것보다 훨씬 좋았다.

병원과는 달리 혼자서 업무를 책임져야 하고, 빠르고 정확한 판단이 필요했지만 건강한 아이들을 만나는 것이 즐거웠다. 병원과는 다른 학교 환경에서 혼자 일해야 하는 어려움은 익히 들었지만 병원에서도 이미 잘 적응했던 나였다. 학교에서의 적응도 잘할 수 있을 거라고 나 자신을 믿었다.

한참을 고민한 후 보건교사가 되고 싶다는 결론을 내렸다.
교육에 대한 사명감은 크지 않았지만 내가 할 수 있는 역할이 그곳에 있을 것 같았다. 무언가를 새롭게 시도하기에 늦지도 빠르지도 않은 나이였지만 각오가 필요했다.

이번에는 정말 큰 용기를 내야 했다.
본격적으로 공부하기로 마음먹은 2017년, 나는 '임용 합격'이라는 목표 하나를 보고 일 년 안에 끝내자는 생각을 하며 공부를 시작했다.

전업주부가 하루 순수 공부시간 8시간 이상을 확보하려면 남편과 양가 부모님들의 동의와 협조가 가장 필요했다.
그들도 나의 용기를 응원해 주었다.

아직 손이 많이 가는 어린아이를 두고 '합격'이라는 한 단어만 생각하고 일 년간 공부만 했다.
친구들이 여행을 갔다는 말을 할 때마다 내가 도대체 무슨 부귀영화를 누리려고 이 고생을 사서 하나 자괴감도 들 때가 있었다.

그러나 임용 공부는 생존의 문제였다.

내 나이는 어느새 마흔을 향해 달려가는 중이었지만 인생에서 딱 일년, 오직 나를 위해 모든 노력과 자원을 다 쏟아붓기로 했고, 나에게 이 도전은 결코 늦은 도전이 아니었다.

이보다 더 치열한 일 년은 그동안 어디에도 없었다.
결과는 2018년 경기도 중등교원(보건) 임용 합격이었다.

나는 지금 보건교사다.

여전히 학교에서 아이들을 만나는 것이 즐겁다. 보건교사의 업무 환경은 호락호락하지 않을 때도 있다. 그러나 학교에는 늘 나를 도와주고 격려해 주는 감사한 분들이 있었고, 함께 성장하는 훌륭한 동료들도 함께한다.

때때로 내 삶은 무언가 부족하고 서툴렀으며 후회스러울 일도 많았다. 하지만 그 모자람이 새로운 결실을 맺는 힘이 되기도 했다. 뒤늦게라도 나에게 부족했던 점을 깨달았기에 지금 나는 결국 좋아하는 일을 하고 있고, 현재의 삶도 충분히 만족스럽다. 하지만 나는 지금이 완벽히 만족스럽다고 결론짓지 않으려 한다. 대신 아직 완성되지 않은 내 삶이 기대되며, 도전과 성장의 기회마다 다가올 수많은 선택의 순간이 기다려진다.

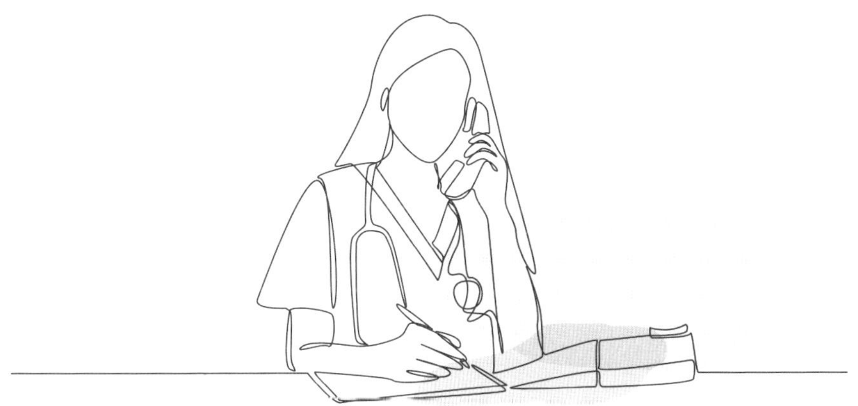

2장

보건교사,
함께 크는 아이들

치유의 마법,
보건실 주문

김향숙

"어? 너 이 시간에 웬일이니?"

십여 년 전 어느 날, 다시 학교에 온 아이가 있었다.

그날은 아이들이 모두 집으로 돌아가고 곧 퇴근 시간이었다. 그런데 그때, 보건실 문이 스르르 열리며 단골 아이가 얼굴을 비쳤다. 녀석의 뒤에는 동생으로 보이는 키 작은 아이가 숨어있다가 얼굴을 빼꼼히 내밀었다.

"쌤, 라면 먹다 데었는데 집에 약이 없어요."

나는 급히 손등을 살펴봤다.
다행히 수포도 없고 피부도 벗겨지지 않았다. 다만 아이의 상기된 얼굴만큼 손등에 붉은 홍반이 달아올라 있었다.

우선 열부터 식히자며 아이를 세면대 앞으로 데려가 찬물로 손등을 진정시켰다. 제법 화끈거릴 텐데, 녀석은 눈을 질끈 감으며 입으로 내뱉는다.

"순간 선생님이 생각났어요."

그 말에 내 가슴이 뜨끔거렸다.
마치 내가 위로의 말을 들은 듯한 아린 느낌이다.
보건 교과서에 상황별 응급처치 단원이 있다. 나는 화상을 설명할 때는 과거 성형외과에서 있었던 수술사례를 자주 활용한다.

선생님의 경험담은 언제나 아이들의 귀를 쫑긋하게 만드는 힘이 있다. 예를 들어 아기들이 걸음마를 시작할 즈음에는 전기밥솥의 증기로 인해 열상 화상이 많다.

예후가 나쁘면 손가락끼리 피부가 붙어 '오리발 갈퀴' 처럼 된다. 사고를 예방하려면 유의 사항과 경험을 사례로 설명해 주었다.

안타깝게도 녀석은 화상 처치에는 열기를 먼저 식혀야 한다는 우선순위는 잊고, 경험담만 들은 모양이었다.
녀석의 부모님은 오늘도 늦게 귀가하신다고 했다.

국물을 엎은 장본인인 동생은 의자에 반쯤 걸터앉아 양다리만 흔들고 있었다. 화상 부위를 드레싱하고, 물이 닿지 않도록 붕대를 감으며, '부모님께 응석이라도 부려 보렴' 하는 내 마음을 담았다.

그리고 동생에게 "넌 좋은 형을 뒀구나"라고 말하며 간식을 챙겨 보냈다.

학교는 학생들에게 배움의 공간이자 삶의 공간이며, 집 다음으로 가장 오래 머무는 곳이다. 인간은 누구나 자신이 머무는 공간에서 행복을 추구한다고 했다. 혹시라도 가정에서 방치된다면, 행복을 주는 순서가 바뀔 수도 있다. 특히 학교에서 가장 행복이 기대되는 장소가 보건실이라면, 보건실은 행복충전소가 되어야 한다고 생각했다.

보건실은 치료의 공간만이 아니라, 감정과 마음을 나누는 중요한 치유의 공간이다. 학생이 보건실에서 행복을 느낀다면, 그 기대에 부응하는 역할을 보건교사가 해야 한다. 나는 그런 신념으로 학생들에게 행복을 처방하고자 했다. 그 처방이 학교를 벗어나 보이지 않는 학교 밖에서도 유지될 때면, 흡족한 마음에 더 마음을 달구곤 했다.

내 딸은 생리통이 심해서 잦은 조퇴를 했었다.
그때마다 약으로는 왜 해결이 안 되는지 속상했는데 보건교사가 되고 나서야 그 문제를 제대로 마주하게 되었다.

월경으로 인한 복통은 약으로 어느 정도 완화할 수 있으나, 허리통증은 하루 종일 아이를 힘들게 했다.

2011년, 마침 내가 거주하는 지역에서 테이핑 건강강좌가 열렸다. 테이핑 요법은 약물을 사용하지 않고, 탄력 테이프를 피부에 부착하여 신체의 자연 치유력을 촉진하는 원리이다.

월경통에 효력이 있었다. 탄력 테이프를 허리 아래 골반 부위에 붙이면 통증이 경감되는데, 허리에 불편감이 없도록 상체를 살짝 구부린 상태에서 테이프를 부착하면 효과적이다.

테이핑 요법은 나의 특효 처방이 되어 손이 닿지 않는 곳을 긁어주는 효자손 같은 존재가 되었다. 특히 내과계 소화불량에도 빛을 발휘하는데, 명치와 합곡혈(엄지와 중지 사이 움푹 들어간 곳)에 붙이면 보건실을 퇴실하며 바로 트림을 하여 놀라곤 한다.

또 있다. 비염이 심한 우리 가족은 환절기 아침이면 콧물 때문에 휴지가 금세 쌓인다. 그럴 땐 콧등 양쪽 3곳에 십자 테이프를 대칭으로 부친다.

그럼 곧 콧물이 멈추고 코가 뻥 뚫린다.

이런 효과에 아이들은 얼굴에 테이프를 붙여도 불평하지 않는다.

나는 물 만난 물고기처럼 증상별로 테이핑 요법을 신나게 활용했다. 다양한 색깔과 무늬가 있는 테이프를 준비하여 아이들이 직접 테이프를 고르게 했다.

"골라봐라, 어떤 테이프로 할까?"

피부색 테이프를 원하는 아이, 개성 있는 무늬를 고르는 아이, 귀여운 동물무늬를 고르는 아이 등 각자 취향에 맞게 테이프를 고르며 웃음꽃을 피운다. 선택하는 순간만큼은 통증이 사라진 듯 보인다.

문제는 테이핑이 떨어지지 않으면 2~3일 유지하면 좋은데, 아이들은 테이프를 떼고 와서 다시 붙여달라고 한다. 물론 가렵거나 피부 변색, 부종이 있다면 바로 떼야 한다. 그런데 테이핑을 유지하고 있을 땐 통증이나 불편감이 경감되는데, 떼고 나면 다시 아프다. 아프면 다시 보건실에 와서 테이프를 붙여달라고 한다. 그렇게 테이프를 두고 실랑이가 이어진다.

나는 '약보다 안전하게 테이핑하자.' 라는 말을 입버릇처럼 했다.

물론 나름의 원칙과 검사를 적용한다.

테이핑을 처음 배우던 시기에 의사인 강사님이 궁금증과 증례를 정리하여 메일로 보내주시면 사례 따라 다양하게 적용하며 설렜다. 강사님이 강조하신 말씀이 늘 마음에 남아 있다.

테이핑은 마술이 아니라 의학이다.
그렇지만 나는 왜 마술을 부리는 것 같을까.

그런데 테이핑을 할 수 없는 부위가 있다.
바로 머리이다. 그게 참 난감하다. 두통으로 보건실 출입이 잦은 남학생이 있다. 평소 이 남학생은 양손으로 머리를 감싸고, 킁킁 앓는 소리를 내며 보건실에 들어온다. 처음 보건실을 방문했을 때, 나도 긴장하며 응급 태세를 취했다.

두통을 이렇게 훌륭하게 표현하다니, 역시 수업에서 역할극도 잘했다. 이 남학생이 방문하면 나의 첫 마디는 항상 같다.

"지금 수업이 뭐꼬?"

대개 내가 예상했던 과목과 맞아떨어진다.

“그래, 약은 안 되고 우리 운동장 한 바퀴 돌래?”

나는 유리컵을 챙겨 아이가 자신이 대접받고 있다는 느낌이 들도록 차를 준비한다. 스트레스 완화에 효과 있는 차 한 티백을 따뜻한 물에 살짝 녹이면 오렌지빛 단맛이 감돈다.

컵에 냉수를 반만 채우고 얼음을 둥둥 띄워 컵을 건네면, 아이는 유리컵에 집중하며 따라온다.

우리는 나란히 운동장을 한 바퀴 걷는다.
나는 인조 잔디를 따라 둥글게 그려진 흰 라인을 따라 한 발 한 발발을 얹는다. 남학생도 내 옆에서 천천히 따라 걷는다. 운동장에 수업이 없다면 우리 둘만의 공간으로 다른 사람의 방해를 받지 않는다.

나는 운동장을 돌면서 트랙 라인을 벗어나지 않으려고 노력한다. 내가 스스로 흔들리지 않게 다잡는 방법이다. 내가 ‘욱’ 하는 진력난 감정에 휘둘리면 아이를 놓칠 수 있다.
내가 바르게 걸으면 아이도 바르게 볼 수 있다는 나의 주문과도 같은 행동이다.

나는 남학생의 안색을 살핀다.

방심하지 않고 부족하다 싶으면 한 바퀴 더 돈다.

이때 빠지지 않고 꼭 던지는 질문이 있다.
"최근에 엄마와 어떤 이야기를 했니?"
서로의 감정과 마음을 나누는 대화를 하고 있는지 확인한다.

그러면서 침묵과 짧은 대답이 오고 간다.
그 사이에 평화가 빠듯하게 찾아와 쌓인다.

"이제 들어갈래?"
"네~ 이제 괜찮아졌어요."

고맙다. 나는 두통을 운동장 한 바퀴로 완치시키는 명의 중의 명의라며 남학생의 괜찮음을 확인 후 교실 문 앞까지 바래다준다.

두통은 아이들의 잦은 보건실 방문 건강 문제 중 하나이다. 응급이 아닌 학교 부적응으로 인한 두통은 증상에 휘둘리지 않기 위해서는 나름의 훈련이 필요했다.

두통을 불러온 배경과 맥락을 이해하면 해결되는 경우가 많았다. 물론 기저질환이 없는 경우에 한해서다.

아이들은 마음의 병을 몸에 담아서 보건실에 오는 경우가 많다. 상처가 보이지 않는다고 아이를 그냥 돌려보내면 갈 길을 잃을 수도 있다. 아이의 눈빛에서, 표정에서, 목소리에서 마음을 읽을 수 있는 통찰력을 키워야 했다.

나는 보건실에서 단순한 치료를 하더라도 치유가 되기를 희망하고 도전한다. 집에 약이 없다고 다시 학교에 온 아이는 마음의 치유를 경험한 아이이다. 치료가 병을 고치는 의학적인 접근이라면, 치유는 병의 근본적인 원인을 파악하고 해결하는 과정이다.

항상 활짝 열려 있는 보건실 문, 알록달록 붙여진 테이프, 함께 맞춰 걷던 발걸음들은 어쩌면 보건실을 넘어선 곳에서도 내가 곁에서 치유의 손길을 건넨다는 의미를 담고 있다. 아이들이 보호받고, 사랑받으며, 행복하기를 바라는 마법의 주문일지도 모른다.

보건실에서 받은 치유의 순간들이 삶을 더 나은 방향으로 이끌고, 그 순간들이 모여 더 큰 행복으로 이어지길 바란다. 어디에 있든, 어떤 상황에서든, 보건실에서 받은 치유의 힘이 함께하길 희망한다.

외상 후 성장:
응급상황이 준 교훈

신미숙

강렬한 햇빛 아래, 운동장에서는 2학년 농구 경기 결승전이 열기를 더해가고 있었다.

그런데 갑자기 심상치 않은 분위기가 느껴졌다.

경기 심판을 보던 체육교사가 내가 앉아 있는 본부석을 향해 다급하게 손짓했다. '올 것이 왔군' 하는 생각이 들며 나는 응급 가방을 둘러메고 본부석에서 운동장까지 전속력으로 뛰어 내려갔다.

예상대로, 조금 전까지 공격과 수비를 오가며 뛰어다니던 2학년 남학생이 쓰러져 있었다. 한눈에 봐도 의식이 없어 보였다.

순간, 머릿속이 멈춘 듯했다. 정신을 가다듬고 우선 119에 신고를 부탁했다.
그 후 바로 의식, 맥박, 호흡을 체크했다.

호흡이 전혀 느껴지지 않았고, 내가 긴장해서인지 경동맥에서 맥박도 잘 감지되지 않았다.

내가 심폐소생술을 시작하는 순간, 체육교사는 길 건너 소방서로 뛰어갔다. 학생들과 교사들이 쓰러진 아이를 뙤약볕에서 그늘로 옮겼다. 나는 곧바로 심폐소생술을 시작했다.

심장 압박 위치를 찾아 하나, 둘, 셋... 스물아홉, 서른. 기도 유지를 하고 인공호흡을 하나, 둘. 다시 심장 압박을 계속했다.
30대 2의 비율로 심폐소생술을 무의식적으로 반복하며 그 아이를 살려야 한다는 절박한 마음으로 진행했다.

두세 번의 세트가 지나자 반응이 없던 아이가 '푸~우'하고 숨을 쉬기 시작했고, 인상을 쓰며 몸을 움직였다.

"살았어." 주변에서 안도의 탄식이 터져 나왔다.
그제야 체육교사와 응급처치 요원들이 도착했고, 구급차도 요란하게 경고음을 내며 도착했다. 아이는 의식을 되찾았고 묻는 말에 대답할 정도로 회복되었다.

나는 그제야 정신을 차리고 주위를 둘러보았다.
스탠드의 학생들과 교사들이 모두 일어서서 운동장을 바라보고 있었다. 걱정스러움과 놀람으로 나의 행동을 주시하고 있었다.

나는 119 구급차를 타고 아이와 함께 병원으로 향했고, 부모님께도 연락이 닿아 병원으로 오시기로 했다.

그날 그 아이는 이렇게 기적적으로 살아났다. 아니, 어쩌면 그 아이가 나를 살린 것이었다. 이 사건은 2014년 세월호 참사 3년 전에 일어난 일이었다. 세월호 이후 학교 안전사고 예방과 심폐소생술의 중요성이 더 크게 강조되었고, 매년 학생들과 교직원들을 대상으로 한 심폐소생술 교육이 시행되었다.

하지만 이 사건 당시에는 보건교사, 체육교사, 특수교사만이 심폐소생술 교육을 받았고, 학교에는 자동심장충격기도 비치되지 않았다. 그 상황에서 나는 오직 아이를 살려야 한다는 절박한 마음 하나로 심폐소생술을 실시했으며, 그 간절함이 하늘을 움직였다고 믿는다.당시 나는 임상경험이 많지 않은 상태에서 보건교사 생활을 시작했다. 학교 내 유일한 의료인으로서 이러한 응급상황이 닥치지 않기를 바라면서, 늘 긴장 속에 있었다.

지금처럼 유튜브에서 동영상을 쉽게 구할 수도 없었고, 일 년에 한번 받는 심폐소생술 교육만으로는 부족했다.

그래서 만약의 상황을 대비해 책상 앞에 응급처치 흐름도를 적어 놓고 매일 되새기곤 했다. 그러나 막상 응급상황에 직면했을 때는 머릿속이 하얘지고 아무 생각도 나지 않았다. 지금 생각해 보면 정말 아찔한 순간이었다. 만약 매일 시뮬레이션을 하지 않았다면, 그때 어떻게 대응했을지 상상조차 되지 않는다.

실수도 있었다. 아이가 운동장 한가운데 뙤약볕에 쓰러져 있었더라도 경추 보조 장치 없이 옮겨서는 안 됐다.

넘어지면서 어떤 손상이 발생했을지 알 수 없기에, 최소한의 움직임으로 그 자리에서 심폐소생술을 해야 했다.

주변에서 그늘로 옮기자는 의견이 있었을지라도, 보건교사인 내가 상황을 판단하고 지시했어야 했다.

당시 일반 교사들은 심폐소생술에 익숙하지 않았기에 그런 의견을 낼 수 있었을 것이다. 응급상황에 처하면 극도로 긴장한 상태에서 상황을 객관화하기 어렵다는 것을 그때 체감했다.

그래서 요즘은 내가 직접 심장 압박을 하기보다는 다른 교사들에게 맡기고, 나는 전체 상황을 통제하며 지휘한다.
이 방식이 더 올바르다고 생각한다.

우리는 응급처치 기술뿐만 아니라 환자를 배려하는 인식도 더 높은 수준으로 발전시켜야 한다.

2024년 6월 18일, 3년 전에 심장마비로 쓰러졌던 축구 선수가 완전히 회복하여 골을 넣었다는 뉴스가 있었다.

덴마크의 축구선수 크리스티안 에릭센은 2021년 6월 경기 도중 심장마비로 쓰러졌다. 의료진이 신속하게 심폐소생술을 실시하는 동안, 팀 동료들은 에릭센을 둘러싸며 인간 차단막을 형성했다.

이는 그의 사생활을 보호하고, 의료진이 온전히 응급처치에 집중할 수 있는 시간을 벌어주기 위한 조치였다.

구급차가 도착해 에릭센을 실어나갈 때도 관중이 던져준 폴란드 국기로 스크린을 쳐 그의 모습을 보호한 장면은 매우 인상적이었다.

우리는 여성 환자의 경우 사생활 보호를 위해 장막을 만드는 교육을 받지만, 남성 환자에게도 동일하게 적용된 이 배려는 우리 사회가 나아갈 방향을 제시해 주었다고 생각한다.

이렇게 배려와 완벽한 응급조치를 받은 에릭센 선수는 정상으로 회복하여 1100일 만에 운동장에서 다시 뛸 수 있었다.

나는 보건교사라면 '외상 후 성장'을 해야 한다고 생각한다.

그 사건은 나의 보건교사 생활 전반에 터닝 포인트가 되어 그 사건이 일어나기 전(BC;Before Case)과 후(AC;After Case)로 나눌 수 있다. 나는 사건 이후 PTSD(외상 후 스트레스 장애)가 아닌 (PTSG 외상 후 성장)를 경험했다.

사람들은 보통 극심한 스트레스를 겪으면 나약해진다고 생각하지만, 트라우마 이후 오히려 강해지고 성숙해지는 경우도 많다.

나 역시 그 사건 이후 응급처치와 관련된 연수와 공부에 더 열심히 임했고, 응급처치 강사 자격증도 취득했다.
어떤 상황이 오더라도 나는 해낼 수 있다는 자신감을 가지기 위해서였다.

보건교사는 응급상황에 대한 막연한 불안감 대신, 대처할 수 있는 능력을 키워야 한다. 매일 응급상황을 상상하고 대비하며, 연수에도 적극 참여하는 등 전문성을 강화해야 한다.

그리고 어떤 어려운 상황에 직면하더라도 '외상 후 스트레스 장애'에 머무르지 않고 '외상 후 성장'으로 나아가야 한다. 이는 보건교사가 스스로를 성장시키는 기회가 될 것이다.

새콤달콤한
세상으로

임광자

이제는 올까? 혹시나 왔었나? 너무 어려웠나?

스스로 '인생 참관 수업'을 외치고 간 학생에게서 좋은 소식이 오길 기다리고 있었다. 아니, 약간의 고대였다.

그 아이에게 처음부터 기적을 바라는 건 아니다. 하지만 자신만의 세상에서 홀로 살고 있는 아이가, 바깥세상으로 나와 함께하는 삶을 즐겨보길 기대했기 때문에, 기대는 고대로 변했다.

3학년이 된 아이는 작년보다 더 무표정한 얼굴을 하고 찾아왔다. 수업 중에 갑자기 가슴이 두근거리고 심장이 쥐어짜는 것 같고, 속도 울렁거린다고 했다. 산소포화도를 포함한 활력징후는 정상이다.

"어떤 상황에서 그러니?"

"사람이 많고 웅성거릴 때요."

"등교 전에는 어때?"
"새벽부터 가슴이 두근거리고 속이 울렁거려요."
"치료는 잘 받고 있지?"
"한 달 전부터 정신과에서 공황, 우울, 불안 치료를 받고 있어요.
그런데 약이 잘 맞지 않아서 2주 전부터 조절하고 있는데, 흥분도가
올라가고 감정 기복이 심해요. 종잡을 수 없어서 더 불안해요."

아이의 말은 터진 봇물처럼 콸콸 쏟아져 나왔다.

대체로 사실을 있는 그대로, 분석적이며 일목요연하게 표현했다.
나는 아이의 컨디션보다 무표정한 얼굴로 아무 감정 없이 쏟아내는
말 자체에 초점을 맞추었다. 이미 아이에게서는 보건실에 온 이유가
사라진 것 같았기 때문이다.

"시은아! 너는 어쩜 말에 군더더기가 없니? 그냥 콸콸콸 말을
　아주 잘하는데... ." 나는 느낀 대로 표현했다.

아이가 말로 표현하지 않는 감정을 어디에라도 표현하고 마음을
정화 시키길 바라는 마음이 생겼다.
"시은이는 글도 잘 쓸 수 있을 것 같아. 감정까지 넣어서 써보면
　어떨까?"
웬일인가! 말이 떨어지자마자 아이는 굵은 눈물을 후두둑 떨구었다.

글쓰기를 해보라는 말에 아이는 놀랐다고 한다.

"저는 글쓰기 할 때가 제일 편해요. 글을 쓸 때는 아무것도 신경 쓰지 않아도 되거든요. 저는 매일 글을 써요. 한번 시작하면, 이만 자, 삼만 자씩 써요. 새벽부터 해가 질 때까지 쓴 적도 있어요. 글을 쓸 때는 딴 생각이 안 나요. 저는 구병모 작가의 「버드스트라이크」와 김초엽 작가의 「파운데이션」을 좋아해요. 저도 판타지를 써보고 싶어요. 생각해 둔 것도 있어요"

아이는 목구멍까지 차오른 말을 더 이상 견딜 수 없다는 듯이 마구 뿜어냈다. 삼만 자면 A4로 15페이지, 전자책 한 권 분량이다.

"넌 사실 표현도 잘하고, 글도 잘 쓰는 재능꾼이네."

수업 종료종이 울렸다. 아이는 자꾸만 턱밑으로 내 달리는 눈물을 닦고 또 닦았다. 하지만 얼굴은 여전히 무표정 그대로이다. 얼굴에는 한 번도 감정을 드러내지 않았다.

아이의 말과 눈물, 그리고 표정은 서로 조화롭지 않았다. 보건실을 나서며 손 배꼽, 90도 인사의 정수를 보일 때까지도 그랬다. 다음날 아이는 두 꼭지의 글을 내밀었다.

얼굴에는 아주 작은 수줍음과 기대가 묻어 있었다.

　나는 아이를 반기며 아이의 심리가 더 잘 드러나도록 직접 글을 읽게 했다.

　제목은 '배신자'와 '사망선고'. 글은 시간적 흐름 없이 집중적으로 주인공들의 심리 상태를, 주변 사물에 빗대어 화려하게 묘사되었다. 그러나 글은 제목처럼 심하게 어두웠다. 여고생의 글이라는 것이 안타까웠다. 아이는 어떤 세상을 살고 있는 걸까, 아프게 다가왔다.

　하지만 아픔은 뒤로하고 아이의 글에서 칭찬거리를 찾았다.

　"시은이는 필력이 있고, 외롭고 상처받은 사람의 마음을 잘 표현하네."

　나는 문과도 아니고, 국어과도 아니지만, 피드백을 했고, 아이를 보건실 밖으로 데리고 나갔다. 다른 세상도 구경시키고 싶었다.

　50년 된 학교의 정원은 나무와 화초들로 가득했다. 몇 종인지 알 수 없을 만큼 많다. 그 사이를 아이와 산책하며 지금 바로 우리가 만나고 있는 꽃과 햇살, 바람과 소리와 맛을 이야기했다.

　"이 나무랑 저기 저 나무에는 어떤 꽃이 피었었는지 생각나지?"

　아이는 놀란 듯이 나에게 되물었다.

"저게 꽃나무예요?"
"응. 하얀 목련, 봄에 이만하게 피잖아."
나는 열 손가락을 맞붙여 공처럼 만들어 보였다.

그리고 우리는 사선으로 내려오는 햇살을 향해 눈도 찡그려 보고, 나뭇잎만 살살 흔들며 피부를 스쳐 가는 산들바람도 얘기했다.

저 멀리 운동장에서는 아이의 학급 친구들이 음악줄넘기 수업을 하고 있었다. 커다란 벚나무 그늘에서 친구들은 이름을 부르기도, 깔깔거리며 웃기도 했다.

이때 아이의 '애들이 왜 웃는지 모르겠어요'라고 툭 내뱉는 말에 나는 아이를 보며 그저 미소를 지었다.

우리는 주황색 살구를 쪼개 속살도 조금씩 맛봤다. 아이는 얼굴을 찡그리며, 새콤달콤한 살구를 한 번 더 먹었다. 아이가 외쳤다.

"선생님! 저 '인생 참관 수업'이라는 글을 하나 써보고 싶어요."
듣던 중 반가운 소리라 나는 크게 반응했다.
"오오! 선생님도 보여줄 거지?"
"네."
아이는 짧은 대답과 작은 미소를 보이며 귀가하였다.

늘 그랬듯이 2교시 시작도 전에. 나는 주황색살구 속살처럼 새콤달 콤한 세상을 만나는 아이를 기대하게 되었다.

『인생 참관 수업』이라는 글이 드디어 도착했다.

"선생님 마음에 들지는 잘 모르겠지만, 혹시 시간이 되면 읽어주세요."

2주나 고대하던 아이의 글을, 세상으로 나오는 아이를 기대하며 급하게 읽었다. 이번에도 아이는 주인공의 주변을 화려한 은유로 표현하고 있었다.

'햇살, 나팔꽃, 재즈, 들꽃 향기, 두 번째 너'라는 단어들로 써 내려간 아이의 글은 주인공의 심리만 묘사하던 이전 글과는 달랐다.

주인공이 세상을 관찰하고 있는 것이 보였다.

나는 분명 기쁜데, 나의 이 기쁨이 제대로 된 것인지, 은유가 화려한 아이의 글을 두어 번 더 읽었다. 글 속 주인공은 '자기 세계에만 살아오고 있었음을 인지했고, 바깥세상을 바라보기 시작한 것'으로 보이는데, 이게 맞는지, 여러 번을 또 읽었다. 맞다. 아이의 글 속 주인공이 세상 밖으로 한쪽 발끝을 살짝 걸치고 있는 게 맞다.

바뀐 건 아이의 한 꼭지 글뿐이지만 나는 감격스러웠다. 아직은 덜 여문 아이의 정서가 어둠의 모양으로 굳지 않고, 아픔의 모양으로 굳지 않기를 바란다.

뒤집힌 실내화만 봐도 터진 웃음을 멈출 수 없는 여고생의 모습으로, 친구들과 마라탕을 먹고, 함께 손을 잡고 보건실에도 오는 그런 여고생이면 좋겠다. 여느 여고생들처럼 복도를 지나며 BTS의 '러브 메이즈(Love Maze)'를 떼창하는 여고생이면 더욱 좋겠다.

칼융은 『그림자 이론』에서
'빛이 있으면 그림자가 있는 것은 당연한 이치다' 라고 했다.
나는 뒤집어 말하고 싶다.

'그림자 앞에는 분명히 빛이 있다.' 라고. 아이가 그림자를 뒤로하고 빛을 향해 한 걸음 크게 내딛길 바란다. 나는 아이가 새콤달콤한 세상을 맛보도록 나의 한쪽 손을 내밀어 둘 테다.

PS. 위 학생이 올 하반기에 전국 최대 규모의 백일장에서 상을 받았다.
아이의 재능이 성장하길 진심으로 바란다.

견여줘서 고마워

임광자

모든 보건교사의 3월은 정신줄을 바짝 잡고 최대한 능률적으로 일해야 한다. 그렇지 않으면 쏟아지는 학생들과 공문에 치여 혼이 빠질지도 모른다. 일은 내가 끌고 가야 덜 힘들다.

일에 끌려다니면 '나는 어디에 있나?'를 외치며 쉽게 지치고 일의 방향도 잃게 된다.

3월에 해야 할 일 중 가장 중요하면서도 가장 먼저 해야 하는 것은 건강조사라고 할 수 있다.

올해 13년째 건강조사를 해 본 결과, 알레르기 질환을 앓는 학생이 점점 늘어남을 알 수 있다. 간단하게 비염부터, 심하게는 천식과 흔히 쓰는 약물에 대한 알레르기, 좀 더 심각하게는 아나필락시스가 있다. 부정맥, 소아당뇨, 뇌 질환 등과 같이 만만치 않은 질병들도 많지만, 나는 아나필락시스를 가장 신경 써야 할 질병으로 본다.

그 이유는 호흡과 바로 직결되어, 순식간에 죽음에 이를 수 있기 때문이다. 아나필락시스를 경험한 학생들은 응급 주사제를 보건실에 맡긴다. 지금까지 예닐곱 명은 되었던 것 같다.

올해도 내 책상 위 약장 제일 아랫칸에는 '3-2 장OO, 젝스트'라고 쓰여진 스티커가 붙어 있다.

하지만 아나필락시스 유경험자보다 더 심각한 경우는 관련 정보가 아예 없는 학생의 아나필락틱 쇼크라고 할 수 있다.

어느 해 3월 말이었다.
"선생님! 얘가요, 줄넘기하다가 목구멍이 간지럽대요."
깔깔거리는 아이의 볼 주변에 두드러기가 몇 군데 올라와 있다.
" 알레르기 있니?" "열대과일이에요."
학교 급식으로 크랜베리가 들어간 멸치볶음을 먹기는 했다고 한다.
"숨쉬기는 어때?"
"뭐가 살짝 걸려있는 거 같아요. 근데 괜찮아요."
"지금 바로 이거 먹어."

나는 알레르기 치료제를 주고 빨리 먹을 수 있도록 물을 준비해 줬다.

"학년, 반, 이름?"
"10500, OOO"

대답과 함께 아이의 컨디션은 순식간에 바뀌었다.
"선생님! 숨이 답답해요, 어지러워요."

아이를 소파에 앉히고, 급하게 산소를 공급했다. 위급해지는 상황을 직감했다. 혈압계를 손목에 채우고, 산소포화도 측정기는 손가락에 채웠다. 그러나 에러만 나고 수치 확인을 할 수가 없다. 나는 119 콜을 위해 전화기 버튼을 누르며 따라온 친구에게 말했다.

"너는 옆 교무실로 가서 아무 선생님이나 무조건 모시고 와."

그 사이 소파에 앉은 아이의 몸이 기울었다. 산소를 제공할 손이 없었다. 수화기 너머에서 신고를 재촉하는 소리가 들렸다.

"119입니다. 말씀하세요!"
"OO고등학교 보건실입니다. 17세 여학생. 두드러기, 호흡곤란 있고 아나필락시스 의심됩니다."

아이의 컨디션을 추가적으로 설명했다.

현재 구급차는 모두 출동 중이고 다시 연락하겠다고 한다.

"선생님! 얘 담임에게 연락 부탁드려요. 집에도요."

친구가 모시고 온 선생님께 부탁드렸다. 곧바로 교감 선생님께도 전화로 도움을 요청했다.

"교감 선생님! 양OO 선생님 보건실로 보내주세요.
응급입니다. 차 대기시킨 후예요."

응급 상황에서 보건교사에게 가장 취약한 것은 혼자라는 것이다. 혼자 북을 치며 장구도 쳐야 한다. 위급해지는 환자를 조치하면서 119도 부르고, 주변에 도움도 요청해야 한다. 담임에게 연락도, 119가 안 될 때는 차량 협조도 요청해야 한다. 이 모든 것을 신속하고 정확하게 혼자 해야 하는 이 시간은 굉장히 조마조마하다.

요즘에 나는 혼자 북도 치고 장구도 쳐야 하는 상황이 오면 행정실 무사님에게 전화를 걸어 '샘! 응급, 도와주세요'라고 한다. 그러면 바로 와서 학생에게 제공하는 산소통을 잡고 있거나, 담임에게 연락을 취하기도 한다. 누군가와 함께 응급상황에 대응하면, 수월함은 물론이고 안정감마저 생긴다.

119에서 연락이 왔다. '10분 내로 도착할 것 같다'라는 말과 함께. 하지만 10분을 기다리다가는 끔찍한 일이 벌어질 수도 있다. 그리고 그 시간이면 병원에 도착할 수 있다. 우리는 아이를 휠체어에 실어 양OO 선생님의 차에 옮겨 눕히고 일산병원으로 급히 출발했다.

그 사이 아이의 얼굴은 하얗게 변했고, 팔은 자동차 시트 밑으로 떨어졌다. 나는 왼팔로 아이 다리를 들고 있으려 애쓰며 Ambu를 짰고, 양OO 선생님은 액셀을 밟았다.

학교에서 일산병원까지는 직선거리에 고작 3.5km. 그런데 왜 이리 먼가, 차는 왜 이렇게 더디고, 신호는 왜 이렇게 많은가. 이름을 불렀지만, 아이는 대답 대신 구토를 했다. 흔들리는 차와 함께 내 정신도 심하게 흔들렸다.

응급센터 앞에 급하게 차를 세운 양OO 선생님이 늘어진 아이를 들쳐업고 뛰자, 병원 관계자들도 다급함을 알아챘다. 그들은 달리며 응급센터의 현관문을 열고, 중문을 열고, 응급실 문을 열어젖히고는 아이를 받아 침대에 눕혔다.

간호사 스테이션과 가장 가까운 처치 구역이다. 의료진 3명이 달려들어 의식과 동공 상태, 혈압을 체크했다. 나를 쳐다보는 의사를 향해 '20분 전 아나필락시스 의심, 두드러기, 호흡곤란, 의식소실, 구토, 크랜베리, 줄넘기' 라고 설명했다.

의료진들은 동시다발적으로 산소 투여, 심전도 모니터링, 정맥 라인 확보하느라 분주했지만, 그들의 절차는 너무나 더뎌 보였다. 모니터에는 혈압이 40/-   .

"에피(에피네프린) 들어갔어요?" 나는 참지 못하고 대들었다.

간호사 한 명이 뒤돌아 뭐라고 하는데, 움직이는 입 모양만 보일 뿐 소리는 들리지 않았다. 아이는 의료진들에 둘러싸여 하얀 침대에 널브러져 있었다. 수액과 심전도 모니터, 산소마스크를 하고 의식 없이 의료진의 처치에 그대로 응하고 있었다.

이때, "우리 애한테 도대체 무슨 짓을 한 거예요?"
나의 정적을 깨는 사람은 어머니였다. 그러고 보니, 응급실에 들어온 후부터 어머니의 원망 섞인 소리를 듣기 전까지는 기억나는 소리가 없다. 슬라이드처럼 단지 몇 컷이 선명하게 남아있을 뿐이었다.

'괜찮아. 나는 살아있는 아이를 어머니께 인계했어.'
"어머니! 일단 치료 잘 받고 학교에서 얘기해요. 네?"

나는 어머니의 손을 꼭 잡아드리고 응급실을 빠져나왔다. 몸에 힘이 풀려 대기실에 잠시 앉았다. 어머니의 고함이 다시 들리는 듯했다.

사람들이 큰소리를 치는 것은 무섭기 때문이다. 큰 소리를 냅다 지르는 것은 쫄지 않겠다는 일종의 기합일 것이다. 나는 병원에 대들었고, 어머니는 나에게 욕을 했다. 나는 무서웠다. 어머니도 무서웠던 것이다. 견뎌준 아이가 한없이 고맙고 고마웠다.

이틀 후에 아이가 보건실 문을 빼꼼히 열고는 배시시 웃는다. 나는 쫓아 나가 아이를 끌어당겼다. 아이는 어색하게 웃었다.

"병원에서 선생님 아니었으면 저 어떻게 되었을지 모른다고 했어요."
"그래! 그래!"
"선생님! 다음 주에 엄마도 오신댔어요."
"응! 그래!"
살아 돌아온 아이가 말을 걸었다. 신경계, 심혈관계, 호흡계,피부계

위장관계, 전신에 심각한 증상이 복합적으로 나타나, 그야말로 아나필락틱 쇼크를 경험한 학생이 살아 돌아온 것이다. 아이는 처방받은 '젝스트'를 내밀었다. 나는 사용법을 알려주고, 보관 위치를 확인시켰다.

젝스트(약품명: 에피네프린)는 기도 평활근을 이완시켜 산소의 이동을 돕고, 심장을 빠르고 강하게 박동시켜 혈액순환을 돕는다.

아나필락시스 환자의 생명을 일순간 살리는 보건실에 꼭 필요한 의약품이다.

"너는 밥 먹고 뛰지 마! 원인물질이 더 빨리 순환될 수도 있고, 운동 자체가 원인일 수도 있으니까 알았지?"

일상생활의 주의도 주었다.
후일 들어보니, 칩포검사에서 원인물질은 발견되지 않았고, '운동 유발성 아나필락틱쇼크 의심'으로 진단이 내려졌다고 한다.

매월 둘째 주에 교직원 회의가 있어, 요양호 학생 관련 교직원 연수도 4월 둘째 주에 하게 되었다. 아나필락틱쇼크 학생 관리를 포함한 요양호 학생 연수가 끝나자, 교장선생님께서는 나에게 질문하셨다.

"이 학생과 인천의 그 학생이 같은 거죠?"

"네, 맞습니다. 원인물질만 다를 뿐 똑같습니다."

인천의 그 학생이란, 연수 직전 4월 초에 우유 알러지로 큰 이슈가 되었던 초등학생을 말한다. 학교 급식으로 나온 우유카레라이스를 먹고 아나필락틱쇼크로 뇌사상태에 빠진 학생이다. 크게 방송이 되어 모든 학교에서는 누구나 관심을 가졌을 것이다.

학교는 그제야 그 학생의 보건실 입실에서 응급실 도착까지의 20분이 얼마나 심각했는지를 제대로 인지하게 되었다. 인천 초등생 사건 이후 교육부 차원에서도 학생들의 알러지에 대해 관심을 가지기 시작했다.

아나필락틱쇼크! 다시는 경험하고 싶지 않다. 그러나 최근 알러지 관련 학생이 늘어나는 것을 체감하는 터라, 나뿐만 아니라 모든 보건교사는 피해 갈 수 없을지도 모른다. 교육자료를 만들어 각 담임에게 제공하며 교육을 당부했다. 학교는 아나필락틱쇼크로부터 아이를 무사히 구해낼 절차를 몸에 장착하고 있어야 한다.

우리는 아이를 살려야 하니까.

'견뎌줘서 고맙다' 라는 말을 하려면 말이다.

감사의 메시지를
전하는 시간

이국화

가정의 달인 5월에는 '스승의 날'이 있다.

'스승'이라는 단어는 단순히 지식을 전달하는 사람을 넘어, 삶의 지혜까지 가르쳐주는 진정한 선생님을 의미한다.

스승의 날이 한글을 창제한 '세종대왕 탄신일'과 관련이 있다는 것을 아는 사람은 많지 않다.

백성을 위해 한글을 창제한 세종대왕이야말로 참된 스승의 표상이라 여겨져, 그의 탄생일인 5월 15일을 스승의 날로 제정하게 되었다.

스승의 날이 다가오면 학생들은 담임교사나 주요 과목 교사에게 직접 만든 카네이션과 따뜻한 인사말로 감사를 전한다. 하지만 보건교사로서는 늘 그 중심에서 벗어난 듯한 느낌을 받는다.

그럼에도, 가끔 학생들이 보내오는 편지와 감사장은 보건교사로서 나의 역할과 가치를 새삼 되새기게 한다.

특히 코로나19 시기에는 보건교사의 역할이 더욱 강조되었고, 그때 받은 감사장은 그 어느 때보다도 각별한 의미가 있었다. 그 감사장은 단순한 감사의 표시를 넘어 보건교사로서의 책임을 일깨워주며, 내게 큰 위로와 격려가 되어주었다.

보건실은 학생들이 신체적 불편을 느끼거나 마음의 짐을 털어놓고 싶을 때 자연스럽게 찾는 공간이다. 나는 매일 학생들의 작은 상처를 치료하며 그들의 이야기에 귀 기울인다.

때로는 단호하기도 하지만, 아이들이 겪는 심리적 어려움에 귀를 기울이고 건강한 생활 습관을 위해 진심으로 지도하며 그들과 소통한다.
나의 이러한 노력이 당연하게 여겨질 때도 있지만, 학생들이 보내오는 편지나 감사장은 단순한 종이 한 장이 아니라 그들의 진심이 담긴 따뜻한 위로이자 나의 노력을 인정받는 소중한 순간이 된다.

보건교사로서 근무한 지 어느덧 16년이 되었다. 보건실에서 경험한 기쁨과 슬픔, 수많은 추억 속에는 기억에 남는 학생들이 많다.
특히, 쉬는 시간마다 보건실을 찾던 한 학생이 기억에 남는다. 전학 온 지 얼마 되지 않아 학교에 적응하지 못한 탓인지, 아니면 수업이 어려운 탓이었는지, 그 학생은 쉬는 시간부터 다음 수업 시간 일부까지 보건실에 머물곤 했다. 마음이 아프다며 다양한 이야기를 나누고 진로 고민도 솔직하게 털어놓았다. 그는 그해 보건실 방문 횟수에서 압도적인 1위를 차지할 정도로 단골이었고, 나는 그의 일상을 거의 다 알 정도로 친밀한 관계를 유지했다. 졸업식 날, 그의 부모님께서 보건실을 찾아오셔서

"매일 보건실에 찾아가 힘들게 해드려 죄송했습니다"

라며 진심으로 감사 인사를 전하셨다.
그 인사는 여전히 깊이 마음속에 남아 있다.

보건실은 학생들이 수업을 피할 수 있는 합법적인 장소이기도 하다. 학교에 적응하지 못한 학생들이 종종 보건실을 찾는 것도 이러한 이유에서다. 공부와 거리가 먼 학생들에게 수업 시간은 괴롭고 힘든 시간이기에, 보건실에서 자연스럽게 마음을 털어놓게 되는 경우가 많다. 부모님 이야기, 이성친구 이야기, 진로 고민 등 평소에는 쉽게 꺼내지 못할 이야기들을 보건실에서 나눈다.

학생들은 부모님에게 말하지 못하는 고민을 선생님께는 털어놓는다며 고마움을 전한다.

학생들이 보내는 편지에는 그들의 진심이 담겨 있다.

"학생들의 몸과 마음을 돌봐주시고, 예기치 못한 부상에도 언제 어디서든 든든한 지원군이 되어 주셔서 감사합니다."
"때로는 단호하지만, 부모님처럼 다정하게 보살펴주시는 선생님, 고맙습니다."
"졸업을 맞이하며 그동안의 가르침과 사랑에 감사드려요. 보고 싶을 거예요."
"선생님은 언제나 진심으로 이야기를 들어주셔서 정말 감사했습니다."
"3년 동안 말썽부리고 힘들게 해서 죄송해요. 고등학교에 가서도 스승의 날에 꼭 찾아뵐게요."
"선생님, 저 미용사 되면, 선생님을 첫 손님으로 모시고 싶어요."

이처럼 학생들이 보내는 진심 어린 말들은 작은 표현일지라도 나에게는 큰 감동을 준다. 그 편지들은 단순히 나의 업무에 대한 감사만이 아니라, 보건실이 학생들에게 안도감과 따뜻함을 주는 공간이었음을 상기시켜 준다. 나의 역할과 가치가 헛되지 않았음을 일깨워 주는 소중한 증표다.

보건교사로서 받은 감사장은 나와 학생들이 맺은 깊은 유대의상징이다. 이것은 물질적인 선물보다 훨씬 큰 감동을 주며 평생 간직하고 싶은 소중한 추억이 된다. 학생들이 건강하게 성장할 수 있도록 돕는 일은 내게 큰 보람을 안겨준다.

어떤 학생은 친구와의 관계 문제로, 또 어떤 학생은 가족 문제로 마음의 상처를 입기도 한다.
그들의 이야기를 들어주고 함께 고민하며, 마음을 털어놓을 기회를 제공하는 것 또한 보건교사로서 내 역할이라 생각한다.

나의 작은 도움이 학생들에게 큰 힘이 되기를 바라며, 그들의 삶에 긍정적인 변화를 일으킬 수 있기를 소망한다. 앞으로도 학생의 마음을 따뜻하게 품고, 건강한 학교생활을 돕기 위해 최선을 다할 것이다.

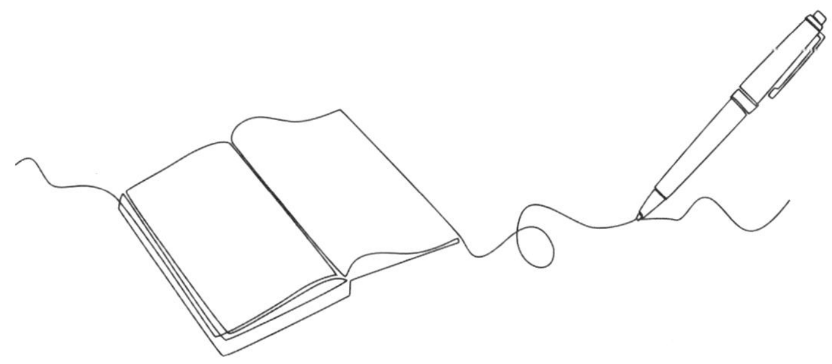

보건실에서 끝까지 지키고 싶은 한 가지

이유진

발령 첫 해 중학교 2학년 '하진이'(가명)를 처음 만났다.

이목구비가 오밀조밀 예쁘게 생겼고 양 볼과 이마에 난 여드름을 가리기 위해 화장을 두껍게 하고 다녔다.

내가 보기에 하진이의 맨얼굴이 더 자연스럽고 귀여웠지만, 맨얼굴로 등교한 날에는 담요로 얼굴을 꽁꽁 싸매고 다녔다.

보건실에 들어올 때마다 문을 벌컥 열고

"선생님! 안녕하세요!!"라고 큰 소리로 인사해 나를 놀라게 하곤 했다. 처음 보건실에서 만났던 날에도 하진이는 경계심 없이 다가왔고, 애교 많은 하진이가 내 눈에 사랑스럽고 귀여운 학생이었다.

그런데 어느 순간부터 하진이는 학교에 잘 나오지 않았다. 간혹 등교할 때는 교실로 가지 않고 보건실로 먼저 찾아왔다.

내가 교실로 올라가라고 하면 수업 중간에 들어가는 것이 창피하다며 거부했고, 쉬는 시간이 되면 배가 아프다며 보건실에서 쉬고 싶다고 했다.

하진이를 만났을 때, 마치 타임머신을 타고 십여 년 전 학창 시절의 나를 다시 마주한 듯한 기분이었다. 나 역시 감정의 파도가 몰아치는 사춘기를 겪었다. 중학교 3학년, 사춘기 절정을 다다랐을 때 나는 '학교 가기 싫어 병'에 걸렸다. 친구들과의 미묘한 감정싸움이 힘들었고 학업 스트레스도 컸다. 결국 3학년 2학기 중간고사 도중 책가방을 들고 학교 밖으로 나가버렸다. 내 인생 최대의 일탈이었다.

학교를 나온 지 십여 분이 지나자 나를 찾는 전화가 계속 걸려 왔다. 나는 핸드폰 배터리를 분리해 꺼버리고 가방에 넣었다. 충동적으로 저지른 행동이었기에 겁이 났다. 갈 곳이 없어 학교 근처 아파트 놀이터에 앉아 시험이 끝나기를 기다렸고, 어두워지기 전 집으로 돌아가 부모님에게 크게 혼이났다. 그때 나는 학교를 그만두고 싶다고 말했다. 엄마와 눈을 마주치지도 않은 채

"검정고시 볼래." 라고 말했다.
자유로운 농사꾼이 되고 싶었다.

엄마는 오랜 시간 나를 설득했지만, 그 후로도 학교에 갔다가 무단으로 나오는 행동을 반복했다. 그렇게 누구나 겪는 사춘기를 나도 힘겹게 버텨냈다. 내가 졸업한 중학교에는 문제행동을 하는 친구들이 많았다. 교실 뒤 창문에서 담배를 피우는 학생이 있는가 하면 특수학급 학생을 쉬는 시간마다 벽 모서리에 세워두고 괴롭히는 학생들도 있었다. 선생님들은 이를 알고도 깊이 개입하지 않았다.

소위 '일진'이라고 불리는 학생들이 쉬는 시간마다 복도를 돌아다니며 학생들에게 위화감을 조성했다.

나는 성격이 밝고 친구들과 어울려 다니기를 좋아하는 평범한 학생이었다. 그러나 3학년이 되면서 무단 결석과 조퇴가 잦아졌고, 선생님들에게는 문제아로 낙인찍혀 있었다.

그러던 어느 날, 일진 무리의 남학생들이 나에게 장난을 걸기 시작했다. 처음에는 머리를 잡아당기고 지나가며 툭툭 치는 정도였기에 웃으며 넘겼다.

그러나 어느 날 쉬는 시간, 소리를 지르며 달려오더니 나를 억지로 남자 화장실로 끌고 들어갔다. 그날의 일을 평생 잊을 수 없다. 남학생들은 "좋은 구경 시켜줄게"라며 남자 화장실에 서 한 남학생이 바지를 내리고 소변을 보는 모습을 억지로 보게 했다.

　이후 나를 화장실 모서리에 가둔 뒤 여러 명이 내 위에 몸을 눕혔다.
너무나 수치스럽고 고통스러워 소리를 질렀다.

　다음날, 나는 용기를 내어 담임선생님께 이 일을 말씀드렸다.
그러나 선생님은
"친구들끼리 장난치다 보면 선을 넘을 때가 있어.
　맨날 웃으면서 다니니까 쉽게 본 거 아니야?"
"학교나 빠지지 말고 열심히 다녀."

라고 말하며 대수롭지 않게 넘기셨다.
　대신 그 친구들을 불러내어 주의를 주겠다고만 하셨다.

　나는 선생님의 이야기를 듣고 내 행동에도 문제가 있다고 생각하
며 죄책감을 느꼈다. 당시에는 성추행이 무엇인지 제대로 이해하지
못했지만, 수치스러운 김징은 여전히 남아있었다. 남학생들을 복도
에서 다시 마주칠 때마다 나도 모르게 몸이 움츠러들었다.

　학교에 가는 것이 두려워져 이런저런 핑계를 대며 며칠간 학교에
가지 않았다. 결국 엄마는 나를 차에 태워 학교에 데려다주셨다.

오랜만에 등교한 날, 담임선생님은 나를 바로 교실로 보내지 않고 상담실로 데려가 주셨다. 2006년, 내가 중학교 3학년일 때는 학교 폭력 예방을 위해 상담교사가 학교에 배치되기 시작하던 시기였다.

우리 학교에는 한 분의 학부모 상담사가 계셨다. 처음 방문한 상담실은 낯설었지만, 상담 선생님은 낯이 익었다. 초등학교 때 친하게 지냈던 친구의 어머니였다. 친구 집에 놀러 갈 때마다 간식을 챙겨주시며 친절하게 대해주셨던 분이셨다. 상담선생님을 보자마자 마음이 놓여, 학교에서 있었던 일을 털어놨다.

상담선생님은 "네 잘못이 아니야. 얼마나 마음이 힘들었니?"라고 말씀하시며 나를 안아주었다.

아주머니의 옷자락에서 기분 좋은 향이 났다. 죄책감과 수치심으로 얼룩진 내 마음이 조금씩 치유되는 것을 느꼈다.

나에게는 믿을만한 어른이 필요했다. 그날 이후로 나는 학교에 가면 꼭 상담실에 들렀고, 학교에 빠지는 시간도 점점 줄어들었다.

하진이는 학교에 와서도 교실에 엎드려서 잠만 잤다. 교실에서 엎드려 있지 못하게 하면 바로 보건실로 내려왔다.
시간이 지날수록 하진이의 행동은 점점 더 심해졌다.

교복에서는 담배 냄새가 났고, 제대로 씻지도 않은 채 계절에 맞지 않는 옷을 입고 다녔다. 한여름에 패딩을 입거나 날씨가 추워졌는데도 반바지를 입고 다니곤 했다. 어느 날에는 팔에 토시를 하고 왔길래 벗어보라고 했더니, 팔에는 담배를 입에 문 여자가 그려진 문신이 있었다. 그런 하진이의 모습이 안타까웠다.

2학년 기말고사가 끝났을 무렵, 하진이는 나와 상담하고 싶다며 한 시간만 시간을 내달라고 했다. 하진이가 책상에 엎드려 잠을 자고 있었는데 짝꿍인 남학생이 가슴을 만졌다고 했다.

오늘뿐만 아니라 전에도 비슷한 일이 있었지만, 확신이 없어서 아무에게도 말하지 못했다고 털어놓았다.

나는 과거에 내가 겪었던 일이 떠올랐고, 어떻게든 하진이를 도와주어야겠다고 결심했다. 그래서 이 사실을 담임선생님과 학생부장님에게 알렸다.

그러나 다음날이 되어도 학교폭력 전담기구는 열리지 않았다.

마침 하진이가 보건실에 왔기에 학생부장님과 그 문제에 대해 이야기를 나누었는지 물었다.
하진이는 "그냥 자리만 바꾸고 끝났어요."라고 말했다.

순간 밀려오는 화를 참을 수 없었다.

나는 곧장 담임선생님에게 전화를 걸었다. 떨리는 목소리로
"왜 이 일이 자리 바꾸는 것으로 끝날 수 있죠?"
라고 소리쳤다. 담임선생님은
"그럼 어떻게 하는게 최선인데요? 당신이 담임이야?"
라고 받아치며 전화를 끊었다.

잠시 후, 학생부장님으로부터 전화를 받았다.
"선생님, 일단 학생부 교무실로 잠깐 올라오세요."
라고 말씀하셨다. 학생부장님은 남학생을 불러서 조사했지만, 남
학생은 일관되게 사실을 부정했고 평소 모범적인 학생이라 하진이
의 진술을 믿기가 어렵다는 것이었다.

하진이가 잠결에 잘못 느꼈을 것이라며, 담임선생님이 자리를 바
꾸는 것으로 끝내기로 협의했다고 했다. 그러면서 담임선생님은

"하진이 요즘 보셨어요?
힘들어하기는커녕 좋은 자리 앉았다고 좋아해요."라며
"한쪽 말만 들어서는 안 된다."라고 덧붙였다.

나는 이 상황을 더 이상 그냥 넘어갈 수 없다고 판단해 교감 선생님

을 찾아가 이 문제를 말씀드렸다. 결국 학생부에서 다시 조사를 진행하기로 했다. 그 결과, 남학생은 학생부장님의 설득 끝에 자신의 잘못된 행동을 인정했다. 가해 학생은 학교폭력심의위원회에서 징계 처분을 받고 하진이는 그 일에 대해 사과받을 수 있었다.

내가 보건실에서 마지막까지 지키고 싶은 한가지 원칙은
'학교에서 믿을만한 어른이 되자' 는 것이다.

아이들에게는 의지할 수 있는 어른이 필요하다. 청소년기에 그런 어른을 만나는 경험은 아이들에게 믿음의 초석이 되어준다. 학교를 떠나 성인이 되어 어려움에 직면했을 때, 도움을 청할 용기를 가질 수 있게 한다. 절망적인 상황에서도 다시 일어나 극복할 희망을 품게 된다.

하진이는 그 사건 이후에도 어려운 문제들을 겪었고, 그때마다 나와 상담 선생님에게 도움을 요청했다. 만약 그때 내가 선배 교사와의 불편한 상황을 피하고자 하진이의 상황을 외면했다면, 하진이는 학교에 도움을 요청할 용기를 얻지 못했을 것이다. 교사는 학생들에게 든든한 울타리가 되어주어야 하며, 편견 없이 학생을 바라보아야 한다.

나는 퇴직하는 순간까지 이 마음을 가슴에 새기며 묵묵히 내 길을 걸어 나가야겠다.

열 살 건강 습관이 여든 간다

안규행

"왜 보건교사가 되었나요?"

나의 직업을 알게 된 사람들의 첫 질문은 늘 같다.

이 질문에 대답하려면 나의 과거를 말해야 한다. 비밀스럽게 간직하고 싶었던 나의 20대 청춘 시절을 설명해야 했다.

비밀로 하고 싶었던 이유는 나를 바라보는 편견이 싫었기 때문이다. 나의 과거를 듣게 된 사람들은 거의 대부분이

'너무 잘 어울린다.',

'그러고 보니 그런 행동이나 말투가 보인다.'

라며 고개를 끄덕였다.

나는 직업이 바뀐 것 같이, 예전과는 다른 사람처럼 보이길 원했었다. 내가 살아왔던 향기는 내 몸 깊숙이 베여 지금의 향기와 어우러

지고 있다는 걸 인정하기에는 시간이 걸렸다.

각 잡히고 단단한 겉모습 안에는 부드럽고 여유로운 나의 모습을 말이다. 이제는 편하게 이야기 할 수 있다.

'제가 보건교사가 된 이유는요...'

아직 앳된 머리칼이 정돈되기도 전인 고등학교 졸업식 2주 전, 매서운 바람을 뚫고 국군간호사관학교에 입학했다. '간호장교'라는 직업은 나라를 지키는 군인이자 간호사라는 자부심을 키우며 4년간의 생도 생활을 했다.

열심히 성적관리 한 덕분에, 교직 이수를 선택해, 그나마 길지도 않았던 방학(휴가라고 불리는 2주에서 4주 정도의 기간)을 반납하고 교생 실습을 나갔었다. 간호학에 군사학, 군사 훈련만으로도 꽉 찬 사관학교 생활을 더욱 빈틈없이 교육학과 교생 실습으로 메꿔나 갔다.

약 10년간 군인, 간호장교 생활을 하면서 가장 많이 만난 사람은 청년들, 20대 초반의 군인들이었다. 간호장교로 군 병원에 근무하니 당연히 아픈 청년들을 많이 보았고, 그들을 보며 가장 많이 드는 생각이

‘좀 더 어렸을 때 건강관리 하는 법이나 건강 습관을 배우고 익혔다면 좋았을텐데...’ 였다.

꼭 청년들만의 문제는 아니었다. 군 생활을 30여년간 한 군인들도 잘못된 습관으로 인한 병을 키우고 있었다. 적절한 시기에 건강관리에 관한 좋은 교육을 받았었더라면, 이렇게 병을 키우지 않았을 것이란 내 생각은 더욱 견고해졌다.

간호장교로써 경험했던 특별했던 일 중에는 파병을 꼽을 수 있다. 동명부대 의무대 간호장교로 중동의 레바논에 파병을 갔었다. 그곳에서 만난 어린아이들과 여성, 노인들에게 우리는 직접적인 치료도 하지만 의료 지원하는 동안 건강관리에 대한 교육도 많이 했었다. 작게는 상처 관리부터 크게는 혈당, 고혈압 관리까지. 아이들에게 교육할수록 효과가 좋았다.

삼십대에 접어들어 군인의 삶에서 다른 직업을 가져야 하는 시기가 왔다. 간호사라는 국가면허증은 다양한 일을 꿈꿀 수 있게 해주었다. 여러 가지 가능성 중에 내가 가장 먼저 떠올린 것은 ‘보건교사’ 였다. 청년들의 건강 교육 시기를 거슬러 올라가면, 가장 먼저 학교에서 만날수 있는 건강 선생님, 초등학교 보건교사가 되기로 결심했다.

보건교사는 간호학과에서도 성적이 우수한 사람들이 교직 이수를 할 수 있고, 그렇게 교원 자격증을 가진 소수의 간호사들 중에 교원임용시험을 합격하면 보건교사가 된다.

교원임용시험 경쟁률은 시도별로 약간의 차이가 있으나 평균 9:1 이상의 경쟁률을 가진다. 이미 나와 경쟁하는 사람들의 능력치가 요즘 말로 만렙의 간호사들이라 준비 과정도 만만치 않았다.

임용시험을 준비하면서 나는 나와 내 가족들에게 일 년의 시간을 약속했다. 일 년 안에 합격하겠노라고. 그러니 조금만 도와주고 기다려달라 부탁했다. 임용시험을 준비하는 해에 나의 첫째 아이는 세 살, 둘째 아이는 두 살이었다. 일월부터 두 아이를 어린이집에 보내고 아이들이 돌아오기 전까지인 6시간을 집중해서 공부했다. 점심 먹는 시간도 아까워 늘 비빔밥으로 만들어 인강을 들으면서 책상에서 먹었다.

저녁 시간에는 육아와 살림으로 공부를 할 수 없기에 두 가지 원칙을 정했다.
가능한 공부 시간에는 집중할 것, 반드시 매일 공부할 것.

그렇게 여덟 달을 지켰고, 구월부터 십일월까지는 매주 주말마다 노량진에 가서 실전처럼 모의고사를 보면서 감각을 다졌다.

1차 합격 발표가 나고 두 달 동안 매일매일 스터디원들과 만나 면접 준비를 했다.

일 년의 결실, 2월에 발표된 결과는 경기 중등학교 보건교사 임용시험(초등) 수석합격이었다.

열 살 건강 습관이 여든 간다. 내가 보건교사가 된 이유이다. 초등학교에 일곱 살에 1학년으로 입학해 열두 살인 6학년까지의 육 년 동안 배우고 익힌 건강 지식과 건강관리 습관이 평생의 건강을 좌우한다고 믿고 있다. 초등학생 시절 배웠던 응급처치법은 몸으로 기억해 커서도 할 수 있다. 마치 자전거 타는 방법을 배우면 머리로는 잊어도 움직임으로 기억하는 것처럼 말이다.

보건교사가 된 이후 보건실에서 만나는 아이들 하나 하나에게 수천, 수만 번 같은 말을 반복하더라도, 건강관리와 건강 습관 형성을 위한 교육을 하고 있다. 수업을 통해 교실에서 만나는 아이들에게도 마찬가지이다.

어린 시절 처음 경험하고 배우게 되는 건강관리에 대한 지식과,

습관 형성을 가르친다는 책임감을 가지고 보건교사로 일하는 지금,
보람과 기쁨이 있다.

이 아이들이 커서 바르게 형성된 건강 습관으로 건강한 삶을 살아
가고, 어느 순간 자신도 모르게 나온 건강 관리법들이 도움이 되기
를 바란다.

"이런 건 어디서 배운 거야?"
"응, 초등학생 때 우리 보건 선생님."

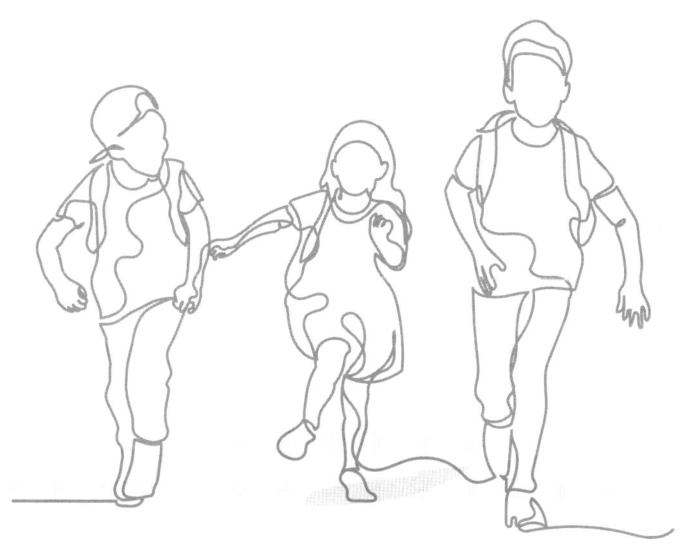

3장

보전교사,
배우고 도전하다

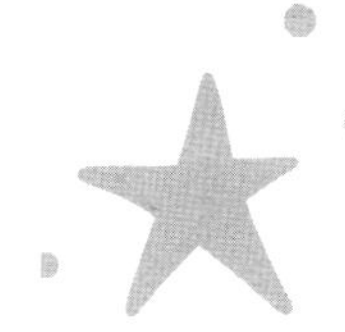

함께 하는 걸음,
나누는 마음

김향숙

　올해 나는 '장애와 빈곤'을 주제로 한 교과융합 프로젝트 활동에 참여했다. 이는 학생들에게 사회적 통찰을 제공하는 중요한 교육으로 한강에서 물을 길으며, 아프리카 어린이들의 낙후된 생활을 공감하는 봉사활동이다.

　학생들은 단순히 물만 긷는 것이 아니라, 공동체를 위한 나눔과 배려의 가치를 깨닫고 함께 하는 세상을 만들기 위한 첫걸음을 내딛는 시간이다.

　체험은 한강까지 13킬로미터를 걸어가서 4리터 물통에 물을 퍼담아 돌아오는 것이다. 중학교 2학년이 선택할 수 있는 빈곤 체험은 도시락 배달, 빅이슈 판매, 한강 물 긷기 중 하나이다.

　그중 한강 물 긷기 신청 인원이 가장 많았는데, 이유인즉 친구들과 이야기하며 마냥 걷는 줄 알았다고 몇몇이 목맨 하소연을 했다.

출발은 한낮의 더위를 피한다고 다른 팀보다 일찍 했어도 정오의 태양은 피할 수가 없었다. 더구나 4리터 물통을 가득 채워 걷는 무게감은 아이들이 전혀 예상치 못한 고행이었다. 아이들에게 육체적, 정서적으로 도전적인 경험이 시작되었다.

우리는 병아리처럼 노랑 안전조끼를 입고, 길을 안내하는 선생님을 뒤쫓았다. 시작부터 차량 하나만 겨우 교대로 비껴갈 수 있는 좁은 터널이다. 노란 조끼가 한 줄로 걸어가니 바쁜 출근길인데도 운전자분들이 기다려 주셨다. 아침 일찍 골목 앞에 나와 앉은 어르신들의 궁금증에 아이들이 호기롭게 대답한다.

개천을 낀 산책로를 거슬림 없이 걸었다. 끝에서 코너를 도니 『난장이가 쏘아 올린 작은 공』에서나 나올 법한 개발 지역이 나타났다. 너무 놀라 한참을 밍하니 시시 둘러봤다. 마치 나의 어린 60~70년대 같았다. 그곳을 지나가며 엉성한 집들 사이의 하늘을 보니 월등하게 높은 고층 아파트가 위협하듯 내려다본다. 가슴이 먹먹했다.

서울 하늘 아래, 도로 하나를 사이에 두고 다른 삶이 살고 있었다.

지난해 겨울 김장 김치인 듯 김치통이 문 앞에 그대로 놓여 있는데, 땡볕에서 부글부글 끓는 상태로 비닐로 덮어있는 김치통 위에 먼지가 가득히 쌓여 있었다.

아프리카 물 긷기 체험이 아니라 우리 인근의 빈곤이 민낯으로 드러내고 있었다. 여기 가난한 삶이 우리 가까이 있다.

먼 곳보다 가까운 주위를 더 살피고, 함께 돌봄의 삶이 더 필요하지 않을까. 아이들의 시선에 '빈곤의 삶'이 그대로 비치기 시작한 것 같았다. 아이들의 마음에 '사회의 일원'으로 어떤 역할을 할 수 있을지 움직임이 있기를 바란다.

이번 활동에 이성 교제 중인 아이가 셋팀이 있었다.
남녀 둘이 짝이 되어 걸으며 한 팀 남학생이 여학생 물통을 대신 들어준다. 그럼 또 다른 팀의 남학생이 양손에 물통을 들고 간다.

앞서거니 뒤서거니 보니 여학생 셋이 걸어가면 여학생 둘은 빈손이다. 물통을 든 한 명의 여학생만 정상적인 빈곤 체험을 하고 있고, 나머지 둘은 반칙이다.

체험의 의미를 담아 각자의 물통은 자신이 들고 가자고 해도 그때뿐이다. 잠시 후 쪼르륵 앞으로 달려가 눈에서 멀어지면 어느 순간

양손에 물통을 든 남학생이 보인다. 몇몇은 물을 조금씩 질질 흘리며 반쯤 줄어든 물통을 들고 간다. 하지만 묵묵히 혼자서 물통을 들고 가는 학생들이 훨씬 많다. 그들의 물통을 잠시 내가 들어준다.

그럼 짧지만 살아 움직이는 기운이 이 아이 물통, 저 아이 물통으로 돌아가며 순간 활력이 생기는 것 같았다.

"선생님, 괜히 여기 신청했어요."
"여기는 친구들과 걸으면서 많은 이야기를 할 줄 알았는데
말할 힘도 없어요."
아이들이 시큰둥하게 칭얼댄다.

"그래, 지금은 비록 힘들어도 나중에 어른이 되면 할 말이 정말 많
아. 네가 신청한 이유가 그것이라면 현명한 선택인걸."

아이들에게 힘이 나도록 격려의 말로 북돋아 본다.
지금이 아니더라도 아이들이 빈곤 체험의 의미를 잊지 않고 환경 파괴에 따른 공동체의 책임감을 깨달으면 좋겠다.

진로 선생님과 밀착하여 걷는 아이가 평소 볼 수 없는 진지한 표정이 기특하다. 맨 앞에서 물통을 양손에 든 국어 선생님은 빈곤 체험

의 터줏대감으로 존재만으로도 든든하다. 마지막 줄에 선 나는, 내 뒤에 오는 학생을 허락하지 않겠다고 훑고 있다.

돌아오는 길, 다시 허술하게 지어진 집 앞을 지나오게 되었다. 닭장의 닭은 여전히 졸고 있고, 깨진 유리창도 그대로 햇빛에 반짝이는데 인기척은 없다. 아이들은 처음 지날 때보다 더 소리를 죽이며 조용히 침묵으로 배려심을 표현하는 것 같았다.

아이들은 빈곤 체험으로 자기 주변을 돌아보았다.

소외된 사람들의 삶을 이해하며 배움을 삶으로 실천하는 소중한 기회를 얻었다. 한강 물 긷기에서 오롯이 울부짖음은 내 앞에 펼쳐져 입을 다물지 못한 이 빈집들이 아닐까 생각된다. 인기척은 없지만 사람들이 살고 있는 삶의 현장이다.

나는 아이들이 무거운 물통을 들고 걷는 과정에서, 힘듦을 극복하며 자신감과 책임감이 생겼다고 본다. 나도 아이들과 함께 걷고, 힘들어하는 순간에 손을 내밀면서 간과했던 사회적 이슈에 대해 생각하게 되었다.

프란체스코 교황님은 내것 네것 따지지 않고, 타인에게 기꺼이 손

뻗으려는 무장 해제된 마음이 때로는 아주 단순한 것 곧 '미소, 우정의 작은 몸짓, 친절한 눈길, 경청, 선행'으로 가능하다고 했다.

모두가 해야 할 일이다.

빈곤 체험이 나선형으로 이어지는 학년별 교육과정이라 더욱 소중하다. 실천을 통한 소통과 연대는 우리 사회를 더욱 따뜻하게 만들어주는 징검다리 역할이라 믿는다.

우리 모두 각자의 물통을 들고 힘든 과정을 나아가는 여정은 우리가 만들어가는 공동체의 미래를 더 밝게 만들 수 있다.

우리의 실천이 뿌리가 되어야 사회의 나무가 건강하게 뿌리를 내리며 자라날 수 있다.

함께 살아가는 공동체의 일원으로서 빈곤 체험과 같은 작은 행동들을 의미 있는 변화로 계속 쌓여가야 한다.

이러한 체험들은 삶에서도 빈번하게 계속 이어지길 바란다.

팬데믹 시대의
도전과 성장

신미숙

'비타O의 지피OO'https://www.youtube.com/watch?v

코로나19가 한창 기승을 부리던 2020년, 나는 개인 유튜브 채널을 개설했다. 전 세계가 팬데믹이라는 대재앙 속에서 대면 수업이 중단되고, 학교는 왁자지껄한 활기를 잃고 적막에 휩싸였다.

교사들은 한 번도 경험해보지 못했던 비대면 수업 준비로 분주했지만, 보건교사인 나의 일상은 더욱 달라졌다.

방역체계를 갖추느라 정신없던 나에게 문득 궁금증이 생겼다.
팬데믹이란 무엇인지, 이 상황이 어떻게 전개될지, 그리고 이 위기가 언제쯤 끝날지 알고 싶었다. 특히, 역사적으로 이와 같은 팬데믹이 몇 번이나 있었는지 알고 싶어졌다. 전 세계적으로 신종 감염병으로 인한 사망자가 급증하면서 불안감이 확산되자, 다른 교사들도 감염병 담당자인 나에게 질문을 쏟아냈다. 그러나 나 역시 이 새로운 감염병과 팬데믹에 대해 제대로 알지 못했다.

우리는 보통 익숙하지 않은 상황에 직면할 때 '불안'과 '두려움'을 느낀다. 이는 새로운 상황에 대한 불충분한 증거와 잘못된 정보 때문에 의사결정이 어려운 인지적 혼란 상태를 초래하기 때문이다. 정확한 정보 없이 가짜뉴스만 넘쳐났던 코로나19는 우리를 공포 속으로 몰아넣었다. 보건교사로서 나는 막연한 두려움을 없애고, 정확한 정보를 제공해야 할 책임이 있었다. 그리고 이 두려움을 극복하기 위한 첫걸음은 '수업'이었다.

나는 인문계 고등학교에서 보건교사로 재직하며 기술 가정 교과와 협업하여 성교육, 디지털 성범죄 예방, 흡연 예방 교육 등을 진행해왔다. 그러나 새로운 감염병과 팬데믹을 주제로 한 수업은 이전과 달랐다. 비대면으로 수업을 해야 했고, 이를 위해 동영상 편집이라는 완전히 새로운 분야에 도전해야 했다.

그 과정에서 나는 수업 동영상을 O튜브에 공개하겠다는 결심을 했다. 우리 학교 학생들에게만 공개되는 자료로 남기지 않고, 더 많은 이들과 공유하기 위해서였다. 동영상 수업 제작은 간단하지 않았다. 먼저 주제를 선정하고, 이에 맞는 자료를 조사하며, 전체적인 수업 디자인과 PPT 제작, 시나리오 작성, 동영상 제작, O튜브 업로드까지 모두 내가 담당해야 했다. 첫 주제는 '보건샘과 함께하는 감염병과 세상이야기'라는 제목 아래, '역사를 바꾼 다섯 가지 감염병'을 선정했다.

자료 조사를 위해 관련 도서를 구입하고 정독했다. 『전염병의 세계사』, 『팬데믹』, 『전염병이 휩쓴 세계사』, 『명화로 읽는 전염병의 세계사』, 『팬데믹 시대를 살아갈 10대, 어떻게 할까? 』, 『감염병과 인문학』, 『은유로서의 질병』, 『성경과 팬데믹』, 『공간이 만든 공간』, 『페스트』, 『해빗』 등 다양한 도서를 통해 감염병의 역사적·사회적 배경을 체계적으로 정리했다.

내가 수업을 준비하며 알게 된 놀라운 사실이 몇 가지가 있었다. 코로나19는 1968년의 홍콩 독감, 2009년의 신종 인플루엔자에 이어 이번 세기 WHO가 선언한 세 번째 팬데믹이었다. 일반적으로 사람들은 많은 생명을 앗아가는 전쟁을 두려워하지만, 전쟁보다 감염병으로 인한 사망자가 훨씬 많다는 사실을 알고 있었을까?

예를 들어, 미국에서 '1918 인플루엔자'로 인한 사망자는 약 67만 5,000명으로, 이는 제1차 세계대전으로 사망한 미국인 전사자(약

13만 명)의 5배를 초과한다. 역사적으로 전쟁보다 감염병이 인류를 더욱 위협하는 존재였다는 점에서 새로운 통찰을 얻었다.

또한, 14세기의 흑사병, 19세기의 콜레라, 20세기의 장티푸스, 21세기의 코로나19와 같은 팬데믹이 발생할 때마다 유사한 사회적 현상이 시대를 초월해 반복되었다는 점도 흥미로웠다.

첫째, 감염병으로 인해 대량의 사망자가 발생하고, 그로 인해 인구 구조의 변화가 일어나며, 이는 정치 및 사회 제도의 변화를 촉발시켰다. 이러한 변화는 종종 사회적 혼란과 위기를 동반했다.

둘째, 감염병은 특정 민족에 대한 혐오와 차별을 확산시키는 계기가 되었다. 역사적으로 법적, 정치적, 경제적으로 보호받지 못하는 약자들이 희생양이 되었고, 이는 '마녀사냥'이라는 명분 아래 많은 사람들이 사회적 공포의 희생양으로 희생되는 비극을 초래했다.

이번 코로나19 팬데믹에서도 중국인을 비롯한 동양인에 대한 혐오 현상이 전 세계 곳곳에서 목격되었다.

셋째, 팬데믹 상황에서도 인간애가 발현되는 모습을 관찰할 수 있었다. 국가적 혼란 속에서 일부 사람들은 마스크와 방역물품을 매점

매석하여 폭리를 취했지만, 반대로 대구경북지역의 환자들과 의료
진들을 위해 자원봉사에 나서거나 구호 물품을 보내는 사람들도 있
었다.

이러한 상반된 행동의 근원은 무엇일까?
감염병의 공포는 가족과 이웃조차 병원균을 옮길 수 있는 두려움
의 대상으로 만들었지만, 동시에 가장 절실했던 것은

"사람, 그리고 사람의 정"이었다.
『페스트』의 알베르 카뮈는 이렇게 썼다.
"이제 그들은 안다. 그들이 가장 갈망하고 얻고 싶어했던 것은
바로 인간애(human love)라는 것을…"

이와 같은 사회적 현상이 팬데믹이 발생할 때마다 반복되었다는
사실은 놀랍고도 흥미로웠다. 역시, 역사는 반복된다.

나의 수업은 세계 역사를 움직인 다섯 가지 감염병으로 구성되었
다. 첫째는 14세기 유럽 인구의 1/3이 희생된 흑사병, 둘째는 15세기
말 아메리카 원주민의 90퍼센트를 멸종시키고, 유럽의 식민지로전
락시켰으며, 자본주의를 발생시킨 천연두, 셋째는 18세기 아메리카

대륙에서 유럽인을 몰아내고 노예제도를 없애고, 미국 영토를 두 배로 확장하여 미국의 역사를 바꾼 황열병, 넷째는 19세기 공중위생확립으로 인간이 도시에서의 삶을 가능하도록 만든 수인성 감염병 콜레라, 다섯째는 스페인 독감으로 알려진 1918 인플루엔자이다. 1918 인플루엔자는 제1차 세계대전의 마지막 해인 1918년에 발생하였고, 과도한 면역반응인 사이토카인 폭풍 현상으로 많은 젊은이가 희생당했다. 나는 수업을 준비하며 감염병뿐만 아니라 세계 역사를 잘 알게 되었고, 동영상 제작 및 편집에도 자신감을 갖게 되었다.

나는 보건교사였기에 O튜브 크리에이터가 되었다. 내가 처음부터 O튜브 크리에이터가 되고자 의도했던 것은 아니었다. 팬데믹과 신종 감염병에 대한 정확한 정보를 갖고 감염병 담당자로서의 역할을 자신 있게 하고자 했기 때문이었다.

결과적으로 나는 O튜브 크리에이터가 되었고, 보건교사로서의 역량 강화는 물론 나의 사존감을 끌어올리는 중요한 게기가 되었다.
'나 O튜브하는 보건교사야.'
나의 가치를 타인의 인정이 아닌 나 스스로 발견하고 인정하게 된 것이다. 나의 자존감과 행복은 외부에서 오는 것이 아니라 그 중심이 내 안에 있음을 다시 한 번 확인하였다.

보건교사,
글쓰기를 통해
성장하다

신미숙

"따르릉"

간호대학에서 학생들을 가르치며 입학사정관 업무를 담당하고 있는 친구의 전화였다.

"간호학과를 지원하는 학생들의 생활기록부에서 간호학과만의특성을 찾아보기 힘들어."

친구는 간호학과에 지원한 학생들의 생활기록부가 그 학문 특유의 특성을 잘 드러내지 못한다며 아쉬움을 토로했다.

교사들은 자신의 수업을 책임지는 것 외에도, 학생들의 생활기록부를 작성해야 하는 부담을 안고 있다. 보건교사도 예외는 아니다. 생활기록부는 학생의 학업 성취, 인성, 특별활동, 진로 희망 등을 포함하여, 개별 학생의 성장과 발전 과정을 상세히 기록해야 한다.

나는 지난 학기 OO고에서 34차시 주문형 강좌를 진행했다.

주문형 강좌는 학생들의 다양한 학습 요구를 충족하고, 특화된 교육 과정을 제공하기 위해 학교에서 개설하는 맞춤형 강좌이다.
이 과정에서 나는 보건 수업을 진행하며, 학생들의 생활기록부 작성을 염두에 두고 수업 계획부터 준비했다.
특히, 입학사정관 업무를 담당하는 친구의 조언을 떠올리며, 학생 개개인의 특성과 진로를 반영한 기록을 남기기 위해 최선을 다했다.

보건과 관련된 독서 토의·토론 수업, 소그룹 중심의 협동 학습과 실습 수업 등을 통해 강의식 수업이 아닌 참여형 수업을 진행했다.

그중에서도 김승섭의 『아픔이 길이 되려면』을 활용한 독서 토의·토론 수업은 학생들에게 깊은 인상을 남겼다.

이 수업은 학생들에게 '사회역학(Social Epidemiology)'이라는 새로운 학문 분야를 소개하며, 개인의 건강이 생물학적 요인뿐 아니라 사회적, 경제적, 환경적 요인에도 영향을 받는다는 점을 알게 했다.

예를 들어, 소득 수준이 낮을수록 만성질환이나 정신질환의 발생 위험이 높고, 교육 수준과 열악한 주거 환경이 건강 문제와 깊이 연결되어 있다는 사실을 학생들과 함께 다뤘다.

또한, 빈부격차, 성별 차별, 인종차별과 같은 '사회적 불평등'이 건강과 수명에 미치는 영향도 논의했다.

이를 통해 학생들은 의료인으로서뿐만 아니라 사회 구성원으로서 어떤 역할을 해야 할지 고민하는 시간을 가졌다.

나에게도 사회적 불평등과 건강 문제를 더욱 깊이 고민하고 성장하는 계기가 되었다.

수업이 끝난 후, 학생들의 발표와 소감문을 기반으로 각 학생의 생각과 진로 목표를 반영한 생활기록부를 작성할 수 있었다.

작성 과정에서 학생 개개인의 특징을 정확히 표현하고 진로 목표를 구체적으로 담아내는 것이 쉽지 않았지만, 이를 통해 글쓰기의 중요성과 그 영향력을 다시 한번 깊이 깨달을 수 있었다.

이후, 주문형 강좌를 담당했던 교사는 내가 작성한 생활기록부 내용에 대해 학생들의 만족도가 높았다는 피드백을 전해왔다.

이 말을 들었을 때, 보건교사로서의 뿌듯함과 함께 글쓰기의 가치를 깊이 느낄 수 있었다.

나는 보건교사로서 본래 간호학을 전공했다.

한때는 글쓰기가 나의 보건 업무와는 큰 관련이 없다고 생각했다.

하지만 사회가 변화하면서 보건 업무에도 다양한 변화가 찾아왔다. 새로운 업무가 생기고, 특히 건강 문제와 관련하여 학부모와 사회의 요구가 커지면서 소통 능력은 필수적인 역량이 되었다.

COVID-19 기간 동안에는 하루에도 몇 건의 가정통신문과 교육 자료를 작성해야 했다. 간단하면서도 명확하고 객관적이며 정확하게 작성해야 했고, 가끔은 메시지로 오해가 발생하지 않도록 여러 번 검토하기도 하며 점차 글쓰기의 중요성을 절감했다.

요즘 대부분의 소통이 문자나 SNS로 이루어지며, 글을 읽고 쓰는 능력은 모든 분야의 필수 역량이 되었다. 특히 경쟁력을 갖춘 보건교사가 되고자 한다면, 글쓰기 능력은 '대체 불가한 경쟁력'으로 자리 잡을 것이다. 이는 보건교사로서의 자존감을 높일 뿐만 아니라, 삶의 만족도까지 끌어올릴 수 있는 중요한 요소이다.

학교 밖 활동의 새로운 배움 [1]

김다정

"따르릉"

"보건실 김다정입니다."

"갑자기 전화해서 놀랐지? 다른 게 아니고…"

내가 존경하는 보건 선생님의 전화였다.

고양교육지원청에서 <고양 학생 1000인 음악회>라는 대규모 프로젝트를 기획 중인데, 지원단으로 함께하자는 것이었다.

공문이 나갔으나 지원자가 없어 난감하다는 소식과 함께였다.

"선생님 이름 올릴게."

그렇게 시작된 <고양 학생 1000인 음악회>. '행사 당일 구급 요원 역할만 하면 되겠지' 라는 가벼운 마음으로 첫 회의에 참석했다.

그러나 회의장에는 고양시 관내 초·중·고등학교 음악선생님, 특수학교 선생님, 교감, 교장, 담당 장학사, 주무관 그리고 보건교사까지 다양한 교육 관계자들이 모여 있었다.

"아무도 가보지 않은 길이라 힘든 여정이 될 거예요. 하지만 학생들에게 의미 있는 교육의 기회를 제공할 수 있을 거라 믿습니다."

특수학교 학생들을 포함한 학생 1000명과 「용재 오닐과 친구들」과의 협연을 목표로 한다는 담당 장학사의 추가설명에 나의 심장은 두근거렸다.

홍보팀, 운영팀, 교육팀, 안전보건팀으로 나뉘어 진행되었다. 보건교사는 안전보건팀에 배정되었다.

"아무리 행사가 잘 진행돼도 안전사고가 발생하면 모든 노력이 비난으로 돌아갑니다."

팀장의 말에 우리는 정신을 바짝 차렸다.
팀장은 초등학교 교감으로, 세계 젬버리 등 여러 대형 행사를 이끈 베테랑이었다.

우리 팀의 주요 업무는 다음과 같았다

주차장에서 공연장까지 학생들의 동선 점검, 구급처치 장소 확보, 119 협조 체계 구축, 구급약품 및 제세동기 위치 확인, 화재 시 대피 동선 제작, 화장실 개수와 위치 확인, 요양호학생 명단 파악, 안전요원 배치 및 위치 조율 등 행사 안전에 관련된 모든 사항을 책임졌다.

음악회 준비는 만만치 않았다.

장소 섭외, 학생 연습 공간 및 일정 조율, 연습 시 안전요원 배치 등 모든 과정이 쉽지 않았다.

'과연 가능한 일일까?' '무모한 시도 아닐까?'라는 우려가 있었지만, 학생들에게 새로운 교육의 기회를 제공하고 싶다는 교사들의 의지와 노력은 불가능해 보이던 목표를 현실로 바꾸어 나갔다.

학교 수업이 끝난 후 저녁 시간과 주말에 모여 각 팀은 업무 진행 상황을 공유하고, 어려움을 조언과 협력으로 해결해갔다. 5개월의 준비 끝에 드디어 음악회 당일이 되었다. 음악회는 특수학교 학생들의 '섬집 아이' 연주로 막을 열었다. 1,000명의 아이들이 만들어 낸 하모니는 전율을 일으켰고, 나도 모르게 눈물이 흘렀다.

이 모든 것이 가능했던 이유는 교사, 장학사, 지역 사회, 예술가 그리고 학생들이 한마음으로 협력했기 때문이다.

혼자였다면 불가능했을 일이다.

이 프로젝트에서 협력의 한 부분을 맡아 함께 만들어낸 경험은 '함께라면 무엇이든 해낼 수 있다'는 믿음을 심어주었다.

학교와 지역 공동체의 협력으로 만들어진 교육의 기회가 학생들의 삶 속으로 스며드는 현장은, 학교 안 교육 활동만 바라보던 내게 교육의 진정한 주체와 범위를 새롭게 인식하게 해주었다.

학교 밖 활동의 새로운 배움 [2]

김다정

"보건실 김다정입니다."
"배수진 장학사님의 추천으로 전화드립니다."

배수진 장학사님은 이전 학교에서 함께 근무했던 분이었다.

경기도청과 경기도교육청이 공동으로 주최하는 '3.1운동 및 대한민국 임시정부수립 100주년'을 맞아 경기도 중학생 역사 원정대의 인솔 교원으로 참여해달라는 내용이었다.

"신청 교사가 아무도 없어서요"라는 말도 덧붙였다.

또다시 학교 밖 활동의 제안이었다. 학교 밖 활동 제안이 들어오면 우선 학교 일정에 무리가 없는지부터 확인한다.

이번 활동은 일과 시간에 학교를 비워야하기에 담당 부장님, 교감 선생님, 교장 선생님께 상황을 먼저 공유했다.

다행히 적극적인 지원을 해주신 덕분에 역사 원정대에 합류할 수 있었다.

이번 학교 밖 활동은 경기도 중학교 2학년을 대상으로 각 시별로 구성된 31개 팀과 학교 밖 청소년 2개 팀을 포함해 총 33개 팀으로 이루어졌다.

'3.1운동과 임시정부 수립'이라는 역사의 현장을 직접 경험할 기회를 제공함으로써, 역사의식을 고취하고 평화의 소중함을 깨달으며 앞으로의 100년을 준비하자는 취지였다.

때마침 『백범일지』 다시 읽기에 빠져 있던 나는, 이 제안을 운명처럼 느꼈다. 설렘과 기대 속에 준비를 시작했다.

17개 팀은 중국으로, 16개 팀은 러시아로 떠나는 여정이었다.

내가 속한 고양시는 10월 21일부터 24일까지 4박 5일 동안 중국으로 향했다.

고양시 역사 원정대팀은 학생 28명, 장학사 2명, 역사교사 1명, 보건교사 1명, 시청 공무원1명, 소방공무원 1명, 그리고 여행사 담당 직원 1명까지 총 35명으로 구성되었다.

위급 상황에 대비해 안전과 건강 업무를 도와줄 소방공무원이 동행하는 점은 큰 위안이 되었다.

더군다나 간호사 출신 소방관이라니, 이런 행운이 다 있을까!

나의 역할은 여행 중 병원 치료가 어려운 상황을 고려해 4박 5일 동안 학생들이 건강하고 무탈하게 일정을 마칠 수 있도록 지원하는 것이었다. 출발 전에 학생들의 건강 조사를 통해 병력을 꼼꼼히 확인했고, 중학생들이 자주 겪는 증상에 맞춘 의약품 목록을 세세히 작성해 여행사에 전달했다.

사전 준비를 마치고 드디어 출발 날이 되었다.

새벽 5시 30분, 교육청에 모여 인천공항으로 향하는 버스에 올랐다. 버스 안에서 한 명씩 체온과 건강 상태를 확인하며 나의 임무가 시작되었다.

공항에 도착하자마자 문제가 생겼다.

"속이 울렁거려요."

"배가 아파요."

"감기약을 놓고 왔어요."

나의 존재감이 확인되는 순간이었다.

여행사에서 준비한 구급함에는 몇 가지 약품이 빠져 있었다. 급히 약국으로 달려가 필요한 약을 구입한 뒤 비행기에 올랐다.

비행기에서 내린 후 입국장으로 향하던 중 또 문제가 발생했다.
"선생님, 저 지갑을 놓고 내렸어요."
비행기에서 내릴 때 여러 번 강조했건만...

여행사 직원과 함께 비행기로 되돌아가 찾아보는데 좌석에는 지갑이 없었다. 항공사의 차후 연락을 주겠다는 답변을 받은 후, 학생에게는 내 사비로 우선 경비를 빌려줬다.

입국심사장에서는 한 학생이 사진을 촬영하다 중국 공안에게 제지를 받았다. 가까이 있던 선생님이 몸짓, 발짓으로 상황을 설명하며 간신히 핸드폰의 사진을 삭제하는 것으로 마무리되었다.
"휴~"

이렇게 크고 작은 난관을 넘기며, 우리는 중국 역사 원정의 시작을 알렸다. 버스를 타고 이동하며 인원을 점검하고, 한 명씩 건강 상태와 안전벨트 착용을 확인했다. 학생들의 교육활동을 위해 이처럼 세세히 신경 써야 할 일이 적지 않음을 다시금 느끼게 되었다.

이번 원정에서는 상하이 임시정부 청사를 시작으로 윤봉길 의사의 도시락 폭탄 투하 현장인 홍커우 공원, 위안부 역사박물관, 김구선생의 피난처인 매만교와 재청별장, 항저우 임시정부 청사와 독립운동 가족들이 은신했던 오복리까지 방문했다. 4박 5일의 일정 동안 학생들은 수십 번 버스에 오르내리며 이동을 반복했고, 매번 학생들의 건강 상태를 꼼꼼히 확인해야 했다.

숙소에 도착해서는 학생들이 잠들 때까지 감독했고, 아침에는 방을 돌며 아이들을 깨우며 밤사이 무사했는지 확인했다.
우리보다 먼저 역사 원정을 떠난 팀들이 중국 음식에 힘들어했다는 조언에 한식에 가까운 음식을 포함했음에도, 음식에 어려움을 겪는 학생들이 있었다. 결국 한 학생이 버스 안에서 구토를 하고 말았다. 다행히 도착지에 주차한 뒤라 아이들을 빠르게 하차시키고, 내가 조용히 구토물을 처리할 수 있었다.

이틀이 지나자 바뀐 잠자리 때문인지, 옆자리 학생의 심한 코골이 때문인지 숙면을 취하지 못한 학생들이 두통을 호소하기 시작했다. 일정이 피곤해서 코피를 흘리는 학생, 음식이 맞지 않거나 모둠원 간 관계 스트레스로 복통을 호소하는 학생, 목이 쉬는 학생 등 다양한 증상이 나타났다. 때로는 응급약으로, 때로는 대화로, 때로는 산책으로 학생들의 어려움을 해결해 나갔다.

'왜 하필 중학교 2학년을 대상으로 했을까?'

인생에서 가장 예측 불가능하고 변화무쌍한 시기.
"그들이 무서워 전쟁도 못 한다."
는 농담이 있을 정도로 무모하고 겁이 없으며, 상상을 뛰어넘는 행동
을 보여주는 그 시기의 아이들과 해외 탐방이라니...

과연 이 여정을 잘 마무리할 수 있을까?
이렇게 많은 노력의 절반이라도 목표에 도달할 수 있을까?
의구심이 들었다. 그런데 독립운동가들의 흔적을 직접 마주하면
서, 아이들의 반응은 예상과 달랐다.

"와~ 여기서 잘 수 있나? 완전 작고 허름한데?"
(상하이 임시정부 청사에서)

"차로 3시간 거리를 걸어서 갔다구요? 헐~ 대박!"
(김구 선생님의 피난처 매만교 가는 길에)

"난 내 부모가 나라를 위해서 날 떠난다면 용서 못할 것 같아."
(윤봉길 의사가 아들에게 보낸 편지 앞에서)

"가족들이 이런 데서 지냈다고? 난 하루도 못 지낼 것 같은데."
(임시정부 가족들의 은신처 오복리에서)

"이게 실화야? 말이 돼?"
(위안부 박물관에서)

"우린 겨우 4박 5일인데도 이렇게 힘든데,
그 긴 시간 동안 독립운동을 할 수 있었을까?"
(마지막 날 공항에서)

이야기를 듣고, 역사의 현장을 직접 밟은 아이들의 눈빛이 깊어지고 진지해졌다.

독립운동가들은 마블 영웅처럼 초능력을 가진 특별한 사람들이 아니었다. 우리처럼 사랑하는 가족이 있고, 배고픔도 느끼고, 아픔도 느끼며 잠도 자는 평범한 이들이었다. 하지만 나라를 지키겠다는 신념 하나로 주린 배와 쪽잠을 버티며 고통 속에서도 길을 만들었던 분들. 우리가 그 후손이라는 사실은 철부지 같던 아이들에게 깊은 울림을 주었다.

전쟁을 겪지 않은 우리에게 참혹함은 상상 속에서만 존재한다.
그러나 역사의 현장에 직접 서보면, 참담함은 더 이상 상상의 영역에 머물지 않는다. 전쟁과 폭력 속에서 평화가 얼마나 소중한지를, 머리가 아닌 가슴과 몸으로 체득하는 순간들이었다. 아마도 중학교

2학년을 선택한 이유는, 가장 혼란스럽고 힘든 시기를 보내는 이 아이들에게 가장 큰 의미를 남길 수 있는 교육 기회를 주고자 함이 아니었을까?

"대한민국의 후손 중 가장 철부지 같은 아이들도 독립운동가의 노고 앞에서는 이렇게 진지해지고, 진심으로 감사의 마음을 품게 됩니다."

이 메시지를 선조들에게 보여드리고 싶었던 것일지도 모른다.

역사 원정대가 역사의 현장에서 평화의 소중함과 감사의 마음을 새기기까지, 그 뒤에는 수많은 교육자들과 관계자들의 노고가 있었다.

교육은 단지 눈에 보이는 활동만으로 이루어지지 않는다. 보이지 않는 수많은 노력과 애정의 복합체이다. 교육은 한 사람의 헌신이 아닌, 많은 사람의 노력과 협력으로 이루어진다는 것을 이번 경험을 통해 배웠다. 이처럼 학교 안에서 내가 하는 보건 수업과 보건 업무가 눈에 띄지 않더라도, 교육의 필수적인 부분이라는 사실을 깨달았다.

학교 밖 활동은 내가 교육 현장에서 필요한 사람이라는 존재감을 확인시켜주었고, 함께하는 교육이야말로 학생들의 가슴을 울리고 삶과 연결되는 배움에 가까워질 수 있다는 것을 가슴으로, 몸으로 체득하게 해준 소중한 경험이었다.

함께 걷는
성장의 길

이국화

"가르치고 배우며 함께 성장한다"라는 교학상장(敎學相長)의 의미는 교육의 본질을 담고 있다.

보건실에서의 하루는 학생들과의 소통으로 가득하다.

보건실은 학생들이 아프거나 힘들 때 찾아오는 공간이지만, 단순히 치료와 지식을 전달하는 것을 넘어, 학생들과 함께 건강한 삶을 배우고 성장하는 곳이기도 하다.

아침 햇살이 학교 교정을 비출 즈음, 나는 보건실 문을 열고 들어선다. 보건교사로서의 하루는 언제나 예측할 수 없는 일들로 가득하다. 아픈 학생들을 돌보는 것은 물론, 그들의 신체적, 정신적 건강을 지키기 위해 최선을 다해야 한다.

이런 일상에서, 나는 학생들에게 무언가를 가르치는 것 이상으로 나 또한 많은 것을 배우게 된다.

4교시가 시작되기 전, 한 학생이 보건실 문을 두드렸다.
"선생님, 머리가 너무 아파요."

얼굴이 창백한 그 학생을 의자에 앉히고, 맥박과 혈압을 측정하며 나는 상태를 살폈다.
두통은 정확한 원인을 판단하기 어려운 증상 중 하나이다.
단순한 두통일 수도 있지만, 스트레스와 관련이 있을 가능성도 있다. 이런 경우 단순히 약을 먹고 쉬게 하는 것만으로는 해결되지 않을 수 있으므로, 나는 학생에게 몇 가지 질문을 하며 대화를 시작했다.

"머리는 언제부터 아팠니?"
"요즘 집이나 학교에서 힘든 게 있니?"

학생은 잠시 망설이다가 자신의 감정을 드러내며 눈물을 흘리기 시작했다. 평소 내색하지 못했던 스트레스와 고민을 털어놓으며, 조금씩 자신의 이야기를 꺼냈다.

A 학생은 내성적이고 소극적인 성격으로, 새로운 환경에 적응하는 데 어려움을 겪고 있었다.

초등학교 시절, 친구들과의 소통 부족과 오해로 인해 사소한 갈등을 겪었고, 교실 안에서 소외감을 경험한 적도 있었다.

중학교에 와서도 새로운 친구들과 관계를 맺는 것이 힘들어, 친구들이 대화하며 웃는 모습을 보면서 대화에 끼지 못한 채 혼자 앉아 있곤 했다. 급식을 혼자 먹는 것이 싫어 점심을 굶기도 했고, 시간이 지나면서 이유 없는 두통과 복통 같은 신체적 증상이 나타나기 시작했다.

A 학생은 학교에 가기 싫다는 마음이 들기도 했고, 자신에 대한 자존감과 평가가 낮아졌다. 집에서도 감정을 속 시원히 털어놓지 못했다고 했다. 부모님으로부터 충분한 지지와 보살핌을 받지 못하고 있었기 때문이었다.

나는 학생의 이야기를 말없이 충분히 들어주며,
"많이 힘들었겠구나." 하고 학생의 감정에 공감해 주었다.

이야기를 마친 후, A 학생은 감정을 털어놓는 것이 힘들었지만, 누군가에게 말할 수 있어 속이 후련하다고 말했다.

나는 학생의 동의를 얻어 상담교사에게 상담을 의뢰했다.
그리고 함께 보건실에서 점심을 먹자는 제안을 했다.

이후에도 가끔 보건실을 찾아와 자신의 이야기를 털어놓는 시간을 가졌다. 졸업할 때, 이전과는 다른 밝고 환한 웃음을 가진 학생의 얼굴을 마주할 수 있었다.

학생들이 보건실을 찾아오는 이유는 단지 신체적인 아픔 때문만이 아니다. 그들의 마음 깊숙이 있는 고민과 불안을 풀어놓고, 위로와 지지를 얻고 싶어 한다. 학생들과 대화하면서 그들의 감정에 공감하고, 삶을 더 깊이 이해하는 과정에서 나 또한 감정적으로 성장할 기회를 얻는다. 학생들과 함께 고민하는 시간은 서로에게 긍정적인 영향을 미치며, 이를 통해 우리는 함께 성장하게 된다.

어느 날, 한 학생이 체육 시간에 발목을 삐었다며 보건실에 왔다. 응급처치하며 나는 그 학생에게 "어떤 경기를 하든 다치지 않게 주의해야 한다"라고 설명했다.

그러나 그 학생의 표정에서 단순히 부상 때문만이 아닌 다른 불편감이 느껴졌다. 알고 보니, 그 학생은 운동을 잘해 반에서 '에이스'로 불리는 친구였고, 자신이 다친 것보다도 팀에 도움을 주지 못하는 것에 더 속상해하고 있었다. 또한 친구들로부터 미움을 받을까 봐 걱정하기도 했다.

중학생들은 어떤 경기에서든 반 우승을 매우 중요하게 생각하기 때문에, 자신의 부상이 팀의 결과에 영향을 미칠까 더 불안해했다.

그래서 나는 "네가 다치면서 느낀 감정을 친구들에게 솔직히 말해 보는 게 어떻겠니? 반 우승도 중요하지만, 친구들은 다친 너를 더 걱정할 거야."라고 조언했다. 그 학생은 나의 제안을 듣고 보건실로 찾아온 친구들과 이야기를 나누었고, 덕분에 친구들과의 관계도 더욱 돈독해질 수 있었다.

학생들은 다양한 건강 문제와 상황을 겪으며 보건교사의 도움을 필요로 한다. 그들이 보건실을 찾을 때마다, 나는 함께 문제를 해결하고 새로운 방법을 찾아나가기 위해 노력한다.

예를 들어, 한 학생이 잦은 두통을 호소할 경우, 나는 그 원인을 찾기 위해 다양한 질문을 던지고, 의학적 지식을 활용한다.

이 과정에서 나는 최신 건강 정보를 습득하고, 다양한 연수와 교육 프로그램에 참여해 이를 실무에 적용함으로써 나의 전문 지식을 확장하고 깊이 있는 경험을 쌓는다. 이러한 과정을 통해 직업적 성취감 또한 높아진다.

보건실에서 진행되는 다양한 프로그램 역시 나의 성장을 돕는다.

예를 들어, 흡연 예방 프로그램이나 건강 교육 프로그램 등은 학생들에게 많은 도움을 줄 뿐만 아니라 나에게도 새로운 도전과 학습의 기회를 제공한다. 이러한 프로그램을 기획하고 운영하는 과정에서 나는 리더십과 기획력이 향상되고, 학생들에게 효과적으로 건강 교육을 전달하는 방법에 대해 깊이 고민하게 된다.

결국, 학생들과 함께하는 모든 과정이 나의 성장과 밀접하게 연결되어 있으며, 그들의 성취를 통해 나도 함께 성장하게 된다.

보건교사와 학생은 상호 성장하는 관계이다. 보건실에서의 이러한 경험은 나와 학생들 모두에게 긍정적인 변화를 불러온다.

그들이 건강한 삶을 지향하는 모습을 보면서, 나는 보건교사로서 해야 할 역할이 단순히 치료에 그치는 것이 아님을 깨닫는다.

보건교사는 학생들을 통해 인간적인 관계와 공감의 중요성을 배우고, 학생들은 보건교사를 통해 건강한 삶의 방식을 배운다. 서로의 이야기에 귀 기울이고, 함께 문제를 해결하는 과정에서 우리는 함께 성장한다.

이처럼 학생과 함께 성장하는 과정은 보건실에서의 소중한 경험이며, 이를 통해 우리는 모두 더 나은 미래를 향해 나아갈 수 있다.

보건실의
정의를
다시 쓰다

김민경

오늘도 무사히 하루를 마치며 보건실 문을 닫을 때면, 종종 첫 교직 생활을 시작했을 때가 떠오른다. 간호학과를 졸업하고 병원에서 근무하던 당시, 나는 한 번도 보건교사가 될 것이라고 생각해 본 적이 없었다. 그러나 어느덧 교직에 발을 디딘 지도 8년째다.

출산과 함께 7년간 몸담았던 병원을 그만두고 가정과 육아에 전념하며 6년을 보냈다. 그러던 어느 날, 나는 더 이상 이렇게 정체된 채로 있을 수 없다는 위기감을 느꼈다.

'이대로는 숨이 막힐 것 같다' 는 생각이 들었다.

병원에서 일하지 않더라도 무엇이든 해야겠다는 갈망이 나를 사로잡았다. 그 위기감은 내가 한 번도 상상하지 못했던 '학교'라는 새로운 세계의 문을 열게 해주었다.

처음엔 어떤 보건교사가 되어야겠다는 구체적인 계획이 없었다. 단지 스스로 돈을 벌고, 떨어져 가던 자존감을 회복하는 것이 가장 시급했다. 임용고시 면접을 준비하며, 보건실을 어떻게 운영할지 어렴풋이 고민해 본 것이 전부였다. 그렇게 나는 거의 아무런 준비 없이 보건교사가 되었다.

첫 발령지는 도심 외곽의 중학교였다.
어린아이를 키우던 나로서는 사춘기 학생들을 어떻게 대해야 할지 막막했다. 중학생에 대한 이야기는 여기저기서 들었지만, 실제로 아이들을 마주하고 보니 그들의 모습은 내 우려를 한층 더 키웠다. 특히, 보건실에 첫날 들어왔던 삭발한 머리에 진한 문신을 한 한 남학생은 내 불안을 현실로 바꾸는 듯했다.

그날 이후, 매일같이 다양한 아이들을 만났다.
머리가 아프다며 보건실에 오는 학생, 수업 시간 내내 떠들다 갑자기 배가 아프다며 찾아오는 학생, 교무실 문을 박차고 나와 보건실로 도망쳐 오는 학생들까지. 그들의 모습은 내가 기억하던 학교와는 너무나 달랐다. 처음 몇 달 동안 나는 그런 아이들을 보며 '어떤 보건교사가 되어야 할까'를 고민하기 시작했다.

단순히 상처를 치료하는 것 이상의 역할을 해야 한다는 사실을 깨달은 것도 바로 그 시점이었다.

보건교사로서의 첫해, 나는 미주(가명)라는 소심한 여학생을 만났다. 그녀는 매일 울면서 보건실을 찾아왔다. 친구들과 어울리는 것이 어렵고, 자신의 마음을 몰라주는 가족에게 서운함을 느낀다는 그녀의 호소는 내 마음을 무겁게 했다.

나는 미주의 이야기를 묵묵히 들어주며, 울고 싶으면 마음껏 울라고 했다. 그녀의 말을 온전히 들어주는 것만으로도 미주는 조금씩 안정을 되찾기 시작했다. 내가 들어주지 않았다면, 미주는 학교 안 어디에도 갈 곳이 없었을 것이다.

보건교사들은 보건실에서 이런 학생들을 종종 만난다. 학생들을 위로하며 속상한 마음을 달래줄 때, 아이들은 우리의 행동과 말에서 많은 힘을 얻는다. 그때 나는 미주에게 이렇게 말했다.

"너를 힘들게 하는 그 모든 것에 휘둘리지 않았으면 좋겠어.

세상의 중심은 너 자신이어야 해. 스스로 원하는 게 무엇인지 계속 확인하고, 자신감을 가져봐. 스스로 변하면 주변도 자연스럽게 변할지도 몰라."

매일 건넸던 위로의 말과 작은 배려는 내가 예상했던 것 이상의 결과를 만들었다. 시간이 흘러 미주는 고등학교에 진학하며 자신감을 얻게 되었고, 어느 날 케이크를 들고 와 나를 깜짝 놀라게 했다.

"선생님 덕분에 더 이상 힘들지 않아요.
친구도 사귀고 하고 싶은 것도 찾았어요."
라며 환하게 웃는 그녀의 모습은 내게 큰 감동을 주었다.

대학생이 된 후 미주는 또 한 번 소식을 전해왔다.
평소 써오던 글을 '카카오페이지'에 연재할 기회를 얻었고, 앞으로 글을 쓰는 일을 계속하고 싶다고 했다. 내가 던진 작은 말 한마디가 그녀의 삶에 큰 변화를 가져왔다는 사실에, 나는 보건교사로서의 역할과 책임을 다시금 깊이 생각하게 되었다.

아이들은 때로 아주 사소한 이유로 보건실을 찾는다.
밴드가 필요해서, 인공눈물이 필요해서, 혹은 그냥 잠시 쉬고 싶어서. 하지만 그런 이유 뒤에는 종종 외로움이 숨어 있다.

교실에서 잠시나마 벗어나기 위해 보건실을 찾는 아이들은 자신이 혼자가 아니라는 위안을 얻고자 하는지도 모른다.

하루 십 분이라도 교실을 떠날 수 있다면, 그 외로움을 조금 더 견디기 쉬워졌을 것이다.

학교에는 자신을 반겨주고 이야기를 들어주는 누군가가 있는 보건실이라는 공간이 있었다. 나는 보건실이 그런 학생들에게 고립감과 외로움을 달래주는 공간이 되기를, 그리고 더 나아가 학교와 연결되어 있다는 느낌을 주는 곳이 되기를 바란다.

솔직히 말하자면, 나를 보건교사로 이끈 건 대단한 교육 철학이 아니었다. 생계와 자존감을 회복하기 위한 개인적인 이유에서 시작되었다. 그러나 교실에서 적응하지 못하는 학생들이 나를 찾아와 고마움을 전할 때마다, 나는 이 일이 조금 더 의미 있게 다가왔다.

내가 만드는 보건실은 아이들이 잠시 쉴 수 있는 따뜻한 공간이었으면 한다. 아픈 마음을 토로하고, 다시 힘을 얻어 나아갈 수 있는 쉼표 같은 공간 말이다.

매일 아침, 나는 그런 마음을 품고 보건실 문을 연다.

보건실 속
팀워크
(Team Work)

안규행

    월요일 4교시 체육 시간, 진우는 속이 좋지 않다며 보건실에 들어왔다. 짝꿍 선생님(이하 김선생님)과 나는 각각 학생들을 연이어 진료하고 있었다.

    김 선생님이 진료하던 학생의 처치가 끝나고 빈자리가 나자, 진우는 김 선생님 앞으로 가 진료 의자에 앉았다.

    진우의 머리에는 땀이 송글송글 맺혀 있었고, 속이 울렁거리면서 토할 것 같다고 했다. 체육 시간 동안 줄넘기를 했는데, 팀을 나누어 진행하다 보니 이기고 싶어서 더욱 열심히 뛰었다고 말했다.

    김 선생님이 아침을 먹었냐고 물으니, 진우는 아니라고 대답했다. 김 선생님은 진우에게 "아침을 결식하고 4교시 체육 시간까지 무리하면 저혈당 증상이 나타날 수 있어. "지금 속이 울렁거리는 것도 그 때문일 거야."라고 설명한 뒤, 잠시 혈당을 높여줄 포도당 캔디를 하나 까서 진우 입에 넣어주었다.

"곧 점심시간이니까 배에 온찜질을 십 분 정도 하고, 점심을 꼭 먹으러 가도록 하렴." 김 선생님은 친절히 설명했다.

진우는 포도당 캔디를 우물거리며 보건실 중앙 에 있는 둥근 책상으로 자리를 옮겨 앉았다. 곧 온찜질을 시작했다.

작은 보건실에는 보건 선생님 두 사람이 양쪽 벽 쪽에 떨어져 앉아 일을 하고, 중앙에는 공동으로 사용할 수 있는 둥근 책상이 자리 잡고 있다. 보건실이 협소한 탓에, 내가 자리에서 학생을 처치하며 보건일지를 기록할 때면, 자연스럽게 김 선생님 자리에서 문진하는 소리도 들리곤 했다. 진우의 경우도 마찬가지였다. 진우가 아침을 먹지 않았고, 체육 시간 동안 과도한 운동으로 속이 불편해져 보건실에 왔다는 사실을 대략적으로 파악하고 있었다.

내가 진우의 얼굴을 본 것은 다른 학생 처치를 마친 후, 진우가 온찜질을 마치기로 약속했던 십 분이 끝나갈 무렵이었다. 이때 김 선생님은 또 다른 학생을 진료 중이었다.

"애야 괜찮니? 혹시 지금 토할 것 같아? 어지러워?"
내가 물었다.

진우의 얼굴이 창백했다.
의료인의 직감으로 진우가 곧 쓰러질 것 같다는 느낌이 들었다.

"어...지...러...워요..."

나는 급히 진우를 부축해 가장 가까운 침대로 옮겼다.
진우를 반듯하게 눕힌 후 다리를 올려 저혈압에 대비했다.

동시에 김 선생님은 진료하던 학생의 처치를 재빨리 마치고, 체온계와 혈압계, 산소포화도 측정기를 챙겨 침상으로 왔다.

김 선생님이 진우의 활력징후를 측정하는 동안, 나는 보건실 안팎에서 대기 중인 학생들의 상태를 확인했다. 급한 상태의 학생이 없음을 확인한 후, 보선실에 응급 상황이 발생했으니 삼시 대기해야 한다고 알리고, 학생들을 보건실 밖 대기 의자로 안내했다.

김 선생님은 컴퓨터 책상으로 돌아가 활력징후 기록을 보건일지에 입력하고, 진우의 의학적 진단이 적혀 있는지 요양호자 명단을 확인했다. 나는 다시 진우 곁으로 가 아이의 의식을 계속 확인했다.

진우는 졸린 듯 자꾸 잠이 들려고 했다.

어린 학생들은 체할 경우 뇌 산소 공급 저하로 졸음을 느낄 수 있
다. 그러나 진우는 아침도 결식한 상태라 단순히 체했다고 보기는
어려웠다.

그렇다면 왜 계속 잠들려 하는 걸까? 의식 저하의 이유를 빨리 찾
아야 했다.

"선생님, 진우 주말에 뭐 했는지 물어봐 주세요.
바이탈(활력징후)도 계속 체크 좀 해주세요."
"네, 김 선생님. 진우 상태는 제가 보고 있을게요."

김 선생님은 진우의 보호자 연락처를 확인한 후, 체육 교사에게 연
락해 체육 시간에 다친 일이 있었는지 물었다. 나는 그동안 진우의
상태를 계속 관찰하며 활력징후를 다시 측정했다. 혈압은 들쑥날쑥
했고, 산소포화도는 정상이지만 맥박이 불안정했다.

"김 선생님, 진우 혈압이 안 좋아요. 산소포화도는 괜찮아요..."

진우의 상태를 김 선생님과 계속 소통하며 관찰했다. 나는 진우가 의식을 유지하도록 계속 말을 걸었다.

"진우야, 너 혹시 최근에 머리를 부딪힌 적 있어?"
"네-에. 어제... 축구하다가 넘어졌어요... 골대에 머리...
 살짝 부딪혔어요."
"이거네!" 나와 김 선생님은 동시에 대답했다.

우리는 뒤늦게 발현된 뇌진탕 증상이라고 판단했다.
김 선생님이 다시 활력징후를 확인하는 사이, 진우는 "우웩" 소리를 내며 구토를 하기 시작했다. 나는 재빨리 비닐봉투를 가져와 진우를 비스듬히 일으켜 앉혔다. 비닐봉투를 귀에 걸자마자 진우는 구토를 한 번 하더니 점점 의식을 잃어갔다.

통증을 쉽게 느끼는 쇄골 아래를 자극해도 진우는 잘 깨어나지 못했다. 상황은 점점 긴박해졌다.
"진우야! 눈 떠야지. 잠들면 안 돼! 김 선생님! 119 불러주세요."

나는 진우의 상태를 지켜보며, 종이에 시간대별로 상태를 기록했다. 김 선생님은 119에 전화하여 학생의 상태와 우리가 추정하는 원인을 상세히 설명하고 구급차를 요청했다. 곧이어 진우의 부모님, 담임교사, 그리고 교감 선생님에게도 연락을 했다.

몇 분 뒤 119 구급대원이 도착해 진우의 상태를 확인하고, 우리가 적어둔 활력징후 기록을 꼼꼼히 검토한 후 김 선생님과 함께 병원으로 이동했다. 나는 학교에 남아 있는 학생들을 위해 보건실을 정리하고, 밖에서 기다리던 학생들의 진료를 다시 시작했다. 중간중간 김 선생님이 병원 상황을 공유해 주셨다.

우리 학교가 있는 지역에서는 의료 파업으로 응급실에서 받아주는 병원이 없어, 결국 서울에 있는 대학병원으로 이동하게 되었다고 했다. 응급실에 도착한 진우는 신속히 여러 가지 검사를 받았고, 다행히 뇌 손상은 없다는 결과를 들을 수 있었다. 그러나 만일의 가능성을 염두에 두고 하루 정도 입원하며 상태를 관찰하기로 했다.

학교에서 일어나는 응급 상황은 예측할 수 없는 경우가 많다.
이때 다양한 경험을 가진 짝꿍 선생님의 존재는 큰 힘이 된다.
병원에서 근무할 때, 한 달에 한 번씩 응급 상황 대처 훈련을 했던 기억이 난다. 가상의 시나리오를 바탕으로, 응급 상황이 발생하면 의사, 간호사, 간호조무사 등 팀원들이 역할을 나누어 환자를 '살리는'

과정을 연습했었다. 학교에서 보건교사가 두 명으로 운영되는 것은, 한 명이 단독으로 모든 상황에 대응해야 할 때 발생할 수 있는 긴박함과 부담감이 훨씬 줄어들기 때문에 긍정적인 면이 많다.

보건교사가 한 명일 때는 모든 것을 혼자 처리해야 했기에, 상황마다 느껴야 했던 압박감이 상당했다.

그러나 보건교사가 두 명으로 늘어나면서, 보건실에서도 팀워크가 발휘되었고, 응급 상황에 더욱 신속하고 정확하게 대처할 수 있게 되었다.

진우의 상황에서도 김 선생님과 나는 사전에 의논한 적이 없었지만, 각자의 역할을 자연스럽게 수행하며 협력했다. 말하지 않아도 학생을 '살리기' 위해 무엇을 해야 할지 척척 해냈고, 결국 학생을 무사히 전문 의료기관으로 이송할 수 있었다.

팀워크로 학생을 '살렸다.'

작은 보건실에 보건교사가 두 명 근무하다 보면 어려움이 발생하기도 한다. 혼자 보건실을 운영하며 보건교육을 진행하던 상황에서, 함께 일하게 되니 업무를 나누는 것부터 의사 결정을 할 때 애매한 점들이 종종 생긴다. 이를 해결하기 위해, 나와 짝꿍 선생님은 새 학년이 시작되기 전, 업무 분장에 심혈을 기울인다.

보건 업무는 연중 계속되지만, 특정 시기에 집중되는 경우가 많다. 특히 1학기에 많은 업무가 몰려 있는 편이다. 업무를 분담할 때는 일을 추진해야 하는 시기와 실행 시기를 모두 고려하여 나눈다.

또한, 업무 분담에 '총괄' 역할을 추가해 새로운 업무가 생기거나 의사 결정을 해야 할 때, 보건교사의 의견을 모아 보건실의 입장에서 처리할 수 있도록 한다.

집중적으로 처리해야 하는 시기를 다르게 설정하다 보니, 서로가 바쁠 때 도와줄 수 있는 여지가 생긴다.

'네 일, 내 일'이 아니라 결국에는 '보건실이 하는 일'로 받아들이는 것이다.

내가 돋보이기 위해서가 아니라, 우리가 함께 돌보는 학생들의 건강을 위해 두 명의 보건교사가 한 팀으로 일한다고 생각하면 갈등요소가 줄어든다.

보건교사 사이에는 수간호사와 일반 간호사처럼 계급 구조가 없기에, 평등한 관계에서 꾸준히 소통하며 공동의 목표를 위해 협력한다. 이는 학생들을 위한 최선의 선택을 가능하게 한다.

보건교육에서도 함께 의논하고 최선을 다한다.

우리 학교 보건교육의 최종 목표를 설정한 후, 두 보건교사가 각각 다른 반에서 수업을 진행하지만, 성취 목표와 교육 자료, 활동은 통일되도록 구성한다. 이렇게 하면 모든 반의 학생들이 동일한 체험과 경험을 할 수 있다.

학생들이 하교한 후에는 이번 수업에 대해 성찰하며, 다음 수업에서 보완할 점을 서로 교차 확인한다. 이는 보건 수업에 대한 동료 장학을 매번 실시하는 것과 같다. 부족한 점을 의논하고 보완하며, 더 나은 수업을 만들기 위해 함께 노력한다.

보건교사가 두 명인 이유는 단순히다.

보건실 업무는 전교생을 대상으로 하며, 학급 수가 많아질수록 업무량도 커지기 때문이다. 그러나 이 역할은 서바이벌 게임이 아니다. 한 사람이 무너져야 다른 사람이 돋보이는 경쟁의 장이 아니라, 보건실이라는 공동체의 일원으로서 공동의 목표를 향해 함께 일하는 자리다.

  혼자 긴장 속에서 하루 종일 보건실을 지키던 나는, 짝꿍 선생님과 함께 일하며 그 긴장감을 나눌 수 있었고, 그로 인해 보람도 더 크게 느낀다.

  이것이야말로 보건실 팀워크의 진정한 의미가 아닐까?

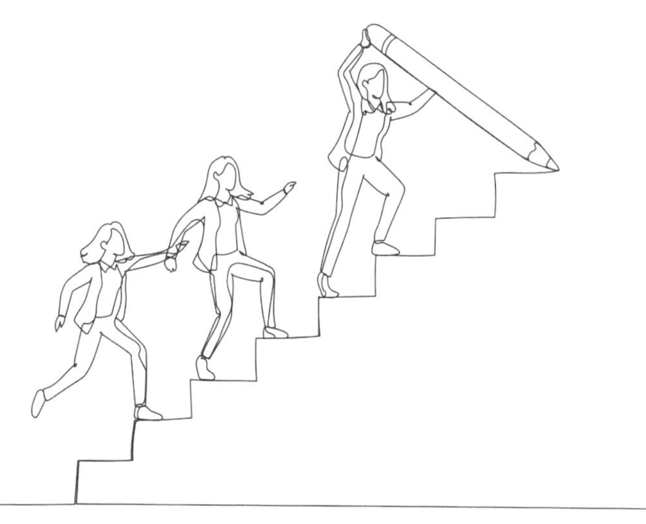

보건교사 딸인
보건교사의 삶

이유진

소위 BIG 5라 불리는 대형병원에 입사하기 위해 나는 대학 시절 내내 좋은 학점을 받으려 부단히 노력했다.

마지막 방학에는 친구들과 놀러 다니고 싶은 마음을 꾹 참고 해외 단기 연수 프로그램에 참여했다. 간호학과 학생이라면 누구나 꿈꾸는 병원에 입사하기 위해서였다. 밤잠을 설치며 수십 번 고쳐 제출했던 자기소개서, 인·적성검사, 두 번의 심층 면접을 통해 마침내 합격 문자를 받았다.

가족과 친구들의 축하를 한 몸에 받으며 그렇게 십여 년 전 부푼 꿈을 꾸고 간호사 생활을 시작했다.

그러나 병원 생활은 내가 기대했던 것과는 달라도 너무나 달랐다. 업무 강도는 물론 병원의 태움 문화는 견디기 어려웠다.

친구들은 직장인들은 모두 가슴속에 사직서를 품고 산다며 나를 위로했다. 나도 그렇게 3년만 버텨보자고 다짐했다.

그러나 3년 후 어느 날 나이트 교대 근무 중 극심한 공포감에 숨 쉬기가 어려워졌다. 화장실에 가서 엄마에게 전화를 걸어 병원을 그만두고 싶다고 말했다. 그때 나는 엄마가
"그래 이제 할 만큼 했으니 그만둬라."라고 말해주길 바랐다.

하지만 엄마는 병원을 그만두면 뭘 할 거냐며 나를 다그쳤다.

나는 처음으로 엄마의 기대를 저버리기로 결심했다.
살고 싶어서였다. 극도의 긴장감에서 하루빨리 벗어나고 싶었다. 퇴직금과 일하며 모은 돈으로 고시생 생활을 시작하기로 했다.
엄마는 학교보다 병원에서 더 전문적인 일을 할 수 있고 학교도 생각하는 것만큼 편한 일이 아니라며 나의 사직을 극구 만류했다.

그때 엄마가 내 선택을 지지해 주지 않는 것에 대해 무척 실망했다. 나조차도 내 결정이 잘못된 것은 아닐까 걱정되고 불안했다. 보건교사인 엄마가 딸에게는 보건교사를 하지 말라고 하다니, 나는 길을 잃은 것만 같았다.

하지만 언제 합격할지 모른다는 불안감과 엄마의 반대에도 불구하

고 나는 새로운 도전을 하는 데에 설렘을 느꼈다.

엄마는 나를 뱃속에 품고 울산에 있는 한 사립고등학교 면접을 보았다. 3개월의 출산휴가를 쓰고 엄마는 학교에 복직한 후 단 한 번 도 휴직하지 않고 무려 28년 동안 한 학교에서 근무하셨다.

어릴 적 기억이 어렴풋이 남아있다. 우리가 살던 집은 복도식 아파트였고, 엄마는 버스로 두 번을 갈아타고 한 시간 반 걸려 학교에 출근했다. 출근할 때면 새벽같이 일어나 나를 같은 층 604호 아주머니에게 맡겼고, 나는 엄마가 퇴근할 때까지 그 집에서 시간을 보냈다. 엄마는 항상 정신없이 바빴다.

오빠는 방과 후 학원에 가고 나는 집에 혼자 있는 시간이 많았다. 어느 날 혼자 집에 있다가 라이터로 초에 불을 붙여 놀다가 안방 이불에 불이 옮아 붙었다. 다급히 부엌에서 컵에 물을 떠다가 불을 껐고 환기를 시켰다. 아홉 살 인생 최대의 위기였다.

나는 엄마가 무서워 눈앞이 캄캄했다.

엄마가 퇴근하고 집에 와서 이상한 냄새가 난다며 집안을 돌아다니다가 내 만행을 알아차렸다. 그날 나는 심하게 혼이 났다.

어린 시절 보건교사인 엄마는 늘 바빴고, 차갑고 엄하게 느껴졌다.
나는 엄마에 대해 아는 것이 별로 없다.
  얼마 전, 이사 문제로 만난 엄마가 내게 물었다

“너는 내가 제일 좋아하는 과일이 뭔지 아니?”
“아니.” 나는 엄마가 좋아하는 과일조차 모른다.

  이번 글을 쓰며 엄마에게 인터뷰를 요청했다.

  어색함이 감돌았지만 엄마는 그 시절을 떠올리며 자신의 이야기를
들려주셨다. 엄마는 나를 떠올리면 죄책감이 든다고 하셨다.

  젊은 나이에 두 아이를 낳아 일과 육아를 병행하는 것이 쉽지 않
았다며, 아침마다 현관문 앞에서 울며 떼쓰던 나를 떼어놓고 출근
하던 버스 안에서 눈물을 쏟곤 했다고 했다. 나는 그 이야기를 들으
며, 엄마가 나를 키우며 얼마나 많은 순간 가슴 아팠을지 가늠할 수
없었다.

  다행히 나는 고시 생활을 1년 만에 끝내고 중학교에 첫 발령을 받
았다. 병원 경력이 있었으니 학교쯤은 식은 죽 먹기라고 생각했지만,
그것은 오만한 착각이었다.
  학생들을 돌보는 일이 매일 넘쳐났고, 예기치 못한 사고도 빈번했다.

긴장된 하루를 보내고 집에 오면 쓰러지듯 잠들었다.

　원인 모를 두통과 복통을 호소하는 학생들 앞에서는 막막하기도 했다.
학교에 적응하는 동안 매일 엄마에게 전화를 걸었다.

“엄마, 애가 머리가 아프고 토할 것 같대. 바로 병원 보내야 해?”
“상처가 벌어졌는데 그냥 드레싱만 하고 병원 가라고 하면 될까?”

엄마는 나의 질문 세례에도 차분히 답해주셨다.

“최근에 머리를 부딪힌 적은 없는지 물어봤니?
활력징후는 어때? 부모님께는 연락했니?”

엄마는 내가 가장 믿을 수 있는 멘토였다.
나는 엄마처럼 보건교사가 되었다.
사춘기 시절, 엄마에게 늘 하던 말이 있다.

“엄마, 오지랖 좀 그만 부려!”

길을 걷다가 도움이 필요한 사람이 있으면 엄마는 항상 나섰다.
남을 돕는 엄마의 모습이 때로는 부끄럽고 싫었다.

그러나 지금의 나는 엄마를 닮아 있다.

남편이 "오지랖 좀 그만"이라고 말할 때마다 정신이 번쩍 든다.

간호란 "도움이 필요한 사람을 돕는 것"이다.

나는 보건교사인 엄마를 보고 자랐고, 나도 보건교사가 되었다.

지금은 도움이 필요한 사람을 지나치지 못하는 내 모습이 좋다.

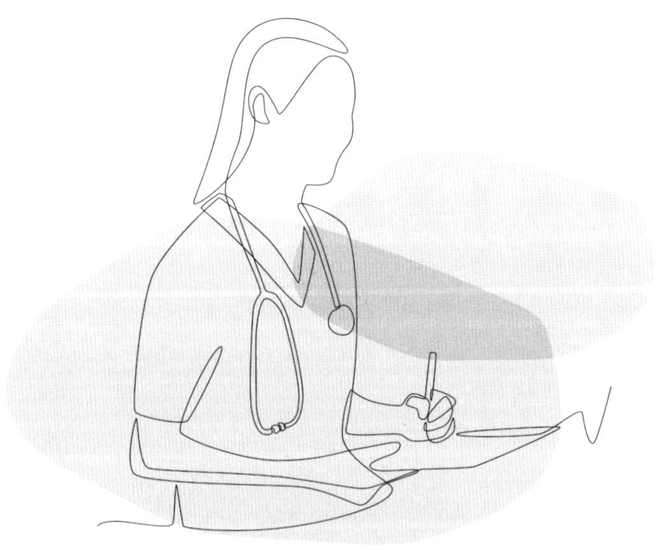

내가 선택한
두 번째 길

이국화

'2008년 경기도 중등 보건교사 합격'

이날만큼 기쁨과 설렘의 날은 없었다.

합격을 위해 그간 인내하고 힘들게 애쓴 결과였기 때문이다.

2년여 정도의 병원 근무를 끝으로 나는 임용시험에 도전하기로 결심했다. 간호대학을 졸업 후 병원 근무는 필수라고 생각하였다. 특수 파트 근무를 선호하여 '중환자실' 근무를 선택했으나, 그곳의 일은 생각보다 훨씬 힘들었다.

2주 정도의 preceptee 과정을 마친 후 독립을 하게 되었는데, 20명 환자에 6명 근무하는 상황에서 3명 많게는 4명씩 환자를 맡았다. 중환자실은 하루하루가 긴장의 연속이었다.

사람의 생사가 결정되는 순간이 반복되었고, 그 무게를 견디는 건

결코 쉬운 일이 아니었다.

D, E, N 삼교대 근무는 나의 생활 리듬을 완전히 뒤흔들어 놓았다. 특히 자취를 했던 나에게는 더 고된 일이었다.

퇴근하자마자 침대에 쓰러지듯 잠들었고, 식사는 결식과 폭식, 야식이라는 악순환으로 이어졌다. 지금 돌아보면, 이런 생활을 견딜 수 있었던 건 아마도 '20대의 젊음' 덕분이었을 것이다.
그렇지 않았다면 금세 탈이 나고 말았을지도 모른다.

물론 힘든 순간만 있었던 건 아니었다.
중환자실 근무는 나에게 특별한 관점을 선물했다.
생명의 소중함과 죽음, 회복의 기적, 동료들과 나누는 깊은 유대감 속에서 나의 한계와 강점, 인내, 공감 능력, 책임감 등을 새롭게 알아 가는 시간이기도 했다.

어릴 적부터 사람을 돌보고 돕는 일은 나에게 특별한 의미로 다가왔다. 일차보건의료에 관심을 가지게 된 계기는 아마도 엄마의 영향이 컸을 것이다. 엄마는 간호대를 졸업 후 간호사로 보건소에서 근무하셨고, 어린 시절의 나는 자연스럽게 그 환경에 노출되었다.
학교가 끝난 뒤 보건소에 들를 때마다 엄마가 일하는 모습을 지켜보며, 그 모습에 익숙해졌는지도 모르겠다.

그때는 그저 엄마의 직업일 뿐이라고 생각했지만, 어쩌면 그 장면들이 내 마음속 깊이 자리 잡아 일차보건의료에 대한 관심을 키워온 건 아닐까 생각한다. 지금 돌이켜보면, 그때의 기억들이 내가 보건교사가 되기로 결심한 데 큰 영향을 미친 것 같다.

이러한 마음을 안고 간호대학에 입학하여, 간호사로서의 첫걸음을 내디뎠다. 대학 시절에는 생명을 다루는 일의 무게를 배우며, 타인의 고통에 공감하고 이를 줄이기 위해 할 수 있는 것을 고민했던 것 같다.

졸업 후에는 중환자실에서 근무하며 생사의 경계를 지키는 역할을 했지만, 병원의 높은 스트레스와 불규칙한 근무 환경속에서 이 일을 계속하기에는 신체적, 정신적으로 한계가 있음을 느꼈고, 더 안정적인 환경에서, 예방 중심의 교육을 통해 학생들과 소통할 수 있는 보건교사의 길을 선택했다.

나는 학생들과의 소통을 통해 새로운 방식으로 사람들의 건강을 돕고 싶었다. 병원에서의 경험은 '질병이 생긴 뒤 치료하는 것보다 질병이 생기지 않도록 예방하는 것이 훨씬 더 중요하다' 는 깨달음을 주었다. 그리고 이 예방의 가치를 가장 잘 실현할 수 있는 공간이 바로 학교라고 생각하였다.

대학 시절 학교 실습에서의 경험과 봉사동아리 활동도 이러한 결심에 큰 영향을 주었다. 실습 중 만난 학생들은 작은 변화에도 빠르게 반응하였다. 내가 준비한 교육 자료와 수업이 학생들에게 긍정적인 변화를 가져올 수 있다고 생각하며,

'건강은 멀리 있는 것이 아니라, 작은 지식, 행동 하나로도 삶에 많은 변화를 가져올 수 있다' 는 것을 확신하게 되었다.

학생들에게 건강한 삶의 중요성을 알리고, 위기 상황에서 그들의 건강을 지킬 수 있는 사람이 되고자 생각했지만 이 길은 결코 쉽지 않았다. 대학 시절 배웠던 공부와 경험을 바탕으로 자신감을 가지고 시작했지만, 보건교사 임용시험은 또 다른 도전이었다.

올빼미형인 나는 밤낮이 뒤바뀌어 동이 틀 무렵 잠을 자고 정오쯤 일어나 다음 날 아침까지 공부를 했다. 수많은 밤을 고민하며 학습했고, 때론 합격을 할 수 있을지에 대한 불안과 긴장감으로 하루하루를 보내기도 했지만, 한번 결정한 일은 끝을 봐야 한다는 신념으로

끝까지 도전하여 마침내 그 결실을 맺을 수 있었다.

임용시험에 합격한 지금, 보건교사로서 학생들에게 건강에 대한 지식을 전하고, 그들이 스스로를 돌볼 수 있는 힘을 길러주는 일을 하고 있다. 보건교사로서의 길은 매일 도전이지만, 그만큼 보람도 크다. 수많은 학생이 자신을 돌보는 방법을 배우고, 어려운 시기에 나의 조언을 받아들여 건강을 지키는 모습을 볼 때, 나는 그 어느 때보다도 큰 만족감을 느낀다. 내 역할이 그들에게 진정한 변화를 가져오는 데 중요한 영향을 미친다는 사실에 매일 감사하고 있다.

16년 동안 보건교사로서 많은 학생들을 만나면서 나 또한 끊임없이 성장했다. 되돌아보면 간호대학 입학에서부터 지금까지 걸어온 모든 길이 서로 이어져, 지금의 내가 되었다.

보건교사의 삶이 때로는 힘들 때도 있지만 학생들의 삶에 긍정적인 영향을 미칠 수 있는 존재로서, 앞으로도 흔들림 없이 나의 길을 계속 걸어가려 한다.

보건교사도
수석교사가
될 수 있다

박남일

수석교사는 최고의 수업 전문가로서 동료 교사들의 교수 및 연구 활동을 지원하고, 학생 교육을 담당하는 역할을 맡고 있다.

이 제도는 교원 자격 체계를 교수 경로와 행정관리 경로로 이원화하며, 수업과 연구에 중점을 둔 교사들을 위해 설계되었다.
중요한 점은 보건교사도 수석교사가 될 수 있다는 것이다.

전국적으로 활동하던 두 분의 보건 수석교사가 최근 은퇴하면서, 현재는 보건교사 중 수석교사가 없는 상황이지만, 이 길은 여전히 열려 있다.

수석교사 제도의 법적 근거와 역할

수석교사 제도는 2011년 법률 및 시행령, 시행규칙의 제정을 통해 공식화되었다. 유아교육법과 초중등교육법에 따르면, 수석교사는 교사의 교수 및 연구 활동을 지원하며, 학생 교육에도 관여한다.

따라서 학교에는 교장, 교감, 수석교사, 그리고 교사가 배치된다.

다만, 모든 학교에 수석교사가 배치되는 것은 아니다. 수석교사는 엄격한 자격 기준을 충족한 교사들만 임용될 수 있다.

수석교사가 되기 위한 자격 요건

교육 경력:
임용일 기준으로 15년 이상의 교육 경력이 필요하다.
여기에는 교육공무원법에 따른 교육 전문 직원으로 근무한 경력도 포함된다.

검정 및 자격증:
대통령령에 따라 교육부 장관이 정하는 연수를 이수하고,
검정 과정을 통과해야 한다.

임기 및 조건:
수석교사의 임기는 4년이며, 임기 만료 시 재심사를 통해 재임용이 가능하다. 학급 담임을 맡지 않으며, 수업 시수는 50% 경감된

별도의 수당도 지급된다.

임기 중 교감이나 교장 자격을 취득할 수는 없다.

이 제도는 승진보다는 수업과 연구에 뜻이 있는 교사들에게 적합하다.

수석교사가 되는 절차

자격 요건 확인 및 서류 제출:

- 지원서

- 업무 수행 계획서

- 기타 실적 자료

학교 추천:

학교운영위원회가 구성한 수석교사 추천위원회에서 심의 후

교육청에 추천한다.

1차 심사:

서류심사 및 현장 평가를 통해 선발 예정 인원의 1.5배수를 뽑는다.

수석교사의 주요 역할

- 수업 중심의 학교문화 조성

- 교사의 연구 활동 지원

- 수업 및 생활지도 컨설팅

- 신규 및 저경력 교사 멘토링

- 자료 개발 및 연구 활동

- 연수 지원 및 강사 활동

- 수업 공개 및 생활지도

- 학부모 대상 연수 및 강의

- 학교 교육과정 수립 참여

보건 수석교사의 현실과 가능성

모든 시도교육청에 보건 수석교사 제도가 있는 것은 아니다. 필자가 근무하는 경기도의 경우, 수석교사 제도는 있지만 보건과목 정원은 처음부터 없었다. 이에 따라 보건 수석교사가 없다고 생각하는 보건교사도 있을 수 있다. 그러나 보건교사가 수석교사가 될 수 있는 가능성은 열려 있다.

내가 혁신학교에서 근무 시, 공개수업을 준비할 때 본교에 근무하는 수석교사로부터 교수법에 대한 의논과 자문을 많이 받았다. 물론 수업 내용에 대한 전개는 도깨비 선생님의 의견을 반영했었다.

같은 보건 수업을 진행하는 선생님이라 공감대가 빠르고, 강조해야 할 부분까지 나의 의견과 일치했다.

혁신학교 외부 공개수업은 수업 종료 후 수업 나누기 문화가 잘 정착되어 있다. 수석교사는 컨설턴트로서 수업 나누기를 진행하며 수업을 준비하는 과정에 대한 고민과 수업 후의 소감들을 참석한 교사들과 함께 나누었다.

그러던 어느 해, 외부 공개수업 일정이 정해지고 공문도 발송되었다. 내부의 수석 교사님의 출장이 하필 공개수업 일정과 겹쳤다. 어지간해서는 공개 수업 일에 외부 출장을 하지 않는데 조율 불가능한 급한 요청이 있었던 것 같다. 교내는 물론, 도깨비 회원들과 머리를 맞대고 고민하다가 강원도 교육청 소속이자, 보건 과목 수석교사를 컨설턴트로 초빙하기로 했다.

마침, 그 날짜에 출장이 가능하다는 답문을 받았다. 학교에서는 보건 수석교사가 소속된 초등학교로 공문을 발송했고 처음으로 보건 수석교사를 뵙게 되었다. 보건 수석교사는 본인이 저술한 수업 교수 방법에 대한 서적을 선물해 주셨다.
위의 과정을 거쳐서 수석교사가 되었고 근무하는 초등학교 보건실에는 다른 보건 선생님이 업무를 보고 있다고 했다.

보건 수석교사 제도가 있는 강원도 교육청의 큰 행보가 부러워졌
다. 그 위치까지 가기 위해 노력한 날들에 대한 경의와 존경심에 저
절로 고개가 숙여졌다.

그날 공개수업에 참석한 보건 선생님들은 수업 내용뿐 아니라 수
석교사가 될 수 있다는 상징적인 의미도 함께 느끼고, 다들 뿌듯해
하며 가슴 벅찬 감동까지 받고 돌아갔다.

교육 연구와 수업 개발에 관심을 가진 보건교사들이 적극적으로
도전한다면, 보건교사의 전문성을 더욱 강화하고, 새로운 교육 환
경에서 중요한 역할을 할 수 있을 것이다.

4장

보건교사,
함께하는 힘

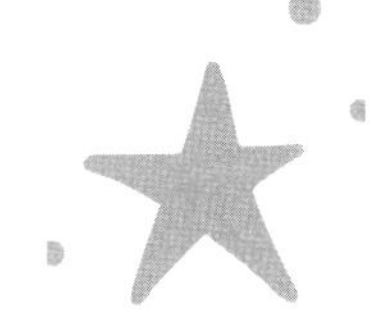

보건 전문교과 교사의 길

박남일

보건교사의 대부분은 학교 현장에서 보건실을 운영하고 있다. 전국 8,000여 명의 보건교사 중 대략 200여 명만이 보건 전문 교과교사이다. 같은 과목의 교원 자격증을 가졌지만, 수행하는 업무는 전혀 다르다.

우선 보건 전문 교과교사는 '보건간호과'가 개설된 특성화고등학교에서 전문 교과교사로 활동한다. 1~3학년 담임을 맡기도 하며, 보건실 운영과는 전혀 다른 업무를 수행한다. 대부분의 사람들은 보건실 업무를 수행하면서 교과 수업까지 하는 줄로 알고 있지만, 이는 사실과 다르다.
보건 전문 교과교사는 일반적인 보건 수업이 아닌, 간호조무사 자격증 취득에 필요한 교과목을 가르친다.

보건실을 운영하는 보건교사가 별도로 있으며, 교과 수업만 담당하는 전문 교과교사가 따로 있는 것이다.

교원 자격증에는 두 역할이 따로 표기되지 않는다.

이로 인해 특성화고에서는 전문 교과교사를 초빙하는 데 어려움을 겪기도 한다. 교원 자격증에 '보건'으로 표기되어 있지만, 보건실 운영이 아닌 전문 교과 수업을 맡아야 하기 때문이다.

학교에서는 국어, 영어, 수학, 사회, 과학 등 주요 과목이 중심이 되지만, 특성화고의 보건간호과에서는 학생들이 3년 동안 국어, 수학 등 일반 주요 교과와 더불어 간호조무사 국가고시 응시를 위한 전문 교과와 700시간이라는 병원 실습 조건까지 이수해야만 응시 자격이 주어진다.

보건 전문 교과 과목은 간호의 기초, 공중보건학, 보건간호, 병원 실기, 인체 구조와 기능, 기초 간호 임상 실무, 요양 지원 등의 과목으로 구성되어 있으며, 학생들은 이를 3년 동안 배우고 700시간의 실습 시간을 이수해야 한다.

아직 어린 고등학생들에게 실습 시간은 과도하게 많아 방학 동안의 휴식권까지 반납하며 병원 실습에 임해야 하는 어려움이 있다.

코로나19 시기에 병원마다 외부인 출입을 금지해 실습 병원을 확보하는 데도 어려움이 있었다. 보건복지부와 교육부에 청원해 교내 실습 시간을 인정받으면서 교사와 학생들이 그나마 안도할 수 있었다.

특성화고의 전문 교과와 일반 교과의 수행평가 비율은 다르다. 보건실 보건교사가 3월에 '학교보건 기본계획'을 수립하듯, 교과교사로 근무하게 되면 맡은 교과목의 학기별 교수학습 및 평가 운영 계획을 세워야 한다. 또한, 보건 교과교사 1인이 간호학 관련 과목 중 2과목 또는 3과목을 맡아야 하는 경우도 있다.

이 모든 과목의 교수학습 및 평가 운영 계획을 수립하는 것은 쉬운 일이 아니다. 수행평가도 계획서 안에 포함되어야 하고, 배점 평가표도 세세하게 작성해야 한다.

과거에 중학교에서 보건 과목을 선택 과목으로 가르쳤을 때는, 1학년을 대상으로 1년 동안 수업했으며 평가 대신 이수·미이수로 표시했다. 그러나 전문 교과는 성적으로 산출되며, 대학 입시에 영향을 미치는 중요한 요소이기 때문에 교사뿐만 아니라 학생들 역시 매우 예민하게 여긴다.

중간고사와 기말고사 문제 출제는 물론, 수행평가와 학생들의 병원 실습까지 전문 교과교사가 책임지고 관리해야 하는 중요한 항목이다.

우선 학생들의 거주지를 파악하고, 근처 병원에 일일이 전화해 실습 허가를 받고 MOU를 체결한 후 학생들을 파견한다.

대학병원은 주로 대학생 실습생만을 받는 경향이 있어, 고등학생들은 병원급이나 단과 병원급으로 실습을 나가게 된다.

이 모든 일은 부장님과 담당 교사가 중심이 되어 진행하며, 여러 교사가 분담하여 병원과의 협의를 위해 출장까지 간다.

특히 학과를 처음 개설한 해에는 모든 업무를 혼자 처리해야 했다. 그 과정에서 학생들의 실습복까지 선정해야 하는 상황이 발생했다. 유니폼 전문 업체에 의뢰해 다양한 표본을 받은 후, 학생들이 직접 실습복을 입어 보고 투표를 통해 마음에 드는 디자인을 선정하도록 했다. 이 과정에서 남학생들이 핑크색 실습복을 고집하자, 이를 설득해야 했다.

"우리는 예능을 찍는 게 아니다. 오늘 선정된 실습복은 학교운영회의 의결을 거쳐 우리 학교의 고유한 실습복으로 남는 역사적인일이니 신중하게 선택하자.”

라고 말하자, 그제야 남학생들도 핑크색을 포기했다.

당시 학생들이 선정한 실습복은 지금도 학교 홍보 사진에 그대로 실려 있다.

보건교사가 아닌 전문 교과교사의 업무는 생소했지만, 조금 더 젊었을 때 경험했다면 좋았을 것이라는 아쉬움이 남는다.

50대 중반에야 이런 업무를 시작하니 진척은 더디고 마음만 앞섰다. 주변에서는 걱정도 했다.

“그 어려운 일을 왜 사서 고생하며 하느냐” 는 말도 자주 들었다.

맞다. 사서 고생한 것은 사실이지만, 퇴직 전에는 담임과 성적 업무를 다루는 교과 교사를 꼭 해보고 싶었다.

1학년 담임을 맡은 해, 신입생들은 담임이 원하는 대로 흡수하고 따라줬다. 생활기록부에 기록될 내용까지 꼼꼼히 챙기고, 잔소리는 많이 했지만 칭찬에는 인색한 담임이었다.

그런데도 학생들은 “이렇게 하자”라는 말에 툴툴거리면서도 따라왔다.

쪽지 시험을 자주 보고, 시험 기간에는 함께 남아 공부하기도 했다.

학부모 상담 주간에는 많은 학부모가 방문하거나 전화로 상담을 요청했다. 대부분 학부모가 "중학교 때 공부와 담쌓고 살던 아이가 고등학교에 입학하면서 주말에 도서관에 가거나 방에서 공부하는 모습을 보고 놀랐다"라고 말하며, "담임이 누구인지 너무 궁금했다"고 털어놓았다. 한두 분뿐 아니라 여러 학부모가 비슷한 이야기를 해주었고, 그 순간 가슴 벅찬 감동이 밀려왔다.

3년 동안 학생들이 성장할 밑그림을 그려주고 해야 할 일들을 구체적으로 알려주었다. 병원 경력이 있었기에 병원 실습 후 녹초가 되었다는 이야기를 학생들에게 들려주면, 그들은 마치 스펀지가 물을 흡수하듯 몰입했다. 처음 담임을 맡으니, 책임감만큼 학생들이 이토록 소중하고 사랑스러울 수 없었다. 각기 다른 사연을 가진 학생들조차 품어주고 싶었다.

1년 동안 학생들에게 자주 했던 말은 이랬다.

"너희들은 흙 속에서 캐낸 원석이다.
보석은 스스로 빛을 내지 못한다. 누군가 꺼내어 씻고, 닦고, 갈아

예쁜 모양으로 만들어주었을 때 비로소 빛나는 보석이 된다.

닦고 갈아내는 일은 선생님이 할 테니, 너희는 3년 동안,
이 힘든 과정을 견뎌 가장 빛나는 보석이 되어라."

학생들은 눈을 반짝이며 보석이 되겠다는 열망으로 따라주었고,
모든 행사에 적극적으로 참여했다. 그 모습은 살인적인 업무에 지
친 나에게도 큰 힘이 되었다.

일반 교과 선생님들조차 학생들의 적극적인 태도에 놀라며,

"어떻게 학생들을 그렇게 잘 이끄느냐"고 물어보았다.

때로는 나와 보건간호과 학생들을 집중적으로 관찰하기도 했다.
누가 뭐라 하든, 어떤 시선을 보내든, 나는 학생들과 함께 가야 할
길을 열심히 달렸다.

"서 있으면 그냥 땅이고, 나아가면 길이 된다"

라는 말을 전했을 때, 학생들은 그것을 가슴 깊이 새긴 듯했다.

담임이 열심히 괴롭히는 것 같아도, 결국 그것이 학생 자신을 위한 것임을 깨닫고 더욱 열심히 나아갔다.

학기 말 축제 기간에 1학년 반별 기타 연주 대회가 열렸다.
다른 담임 선생님 몇 분도 무대에 올랐지만, 학생들과 함께 연주를 한 사람은 나뿐이었다. 덕분에 가산점을 얻어 우리 반이 우승했고, 상금으로 푸짐한 회식을 했다.

그해 학생들과 함께한 추억은 헤아릴 수 없이 많았다.

보건실 업무에 지치고 힘들다면, 전문 교과교사로 지원해 학생들과 소통하며 수업 연구에 매진하는 것도 본인의 성장에 큰 도움이 될 것이다.

골든타임

박남일

학생이 쓰러졌다.

체육대회의 꽃이라 할 수 있는 학년별 계주에서, 바통을 넘겨준 여학생이 그대로 쓰러졌다. 보건교사를 찾는 다급한 목소리를 따라가 보니, 한 여학생이 앞으로 넘어졌는지 얼굴에 모래가 묻은 채 쓰러져 있었다. 목격한 선생님은 맥박과 호흡이 확인되지 않는다고 했다. 나는 즉시 달려가 맥박과 호흡을 재확인한 뒤, 차고 축축한 피부에 미동도 없이 누워 있는 여학생의 가슴 압박을 시작했다.

"선생님, 119 신고해 주세요." 옆의 다른 선생님께는,

"자동심장충격기 가져다주세요."

나의 요청에 선생님들이 일사불란하게 움직여 주었다. 체육대회의

신나는 분위기를 띄우기 위해 운동장에 울려 퍼지던 음악도 꺼달라고 요청했다.가슴 압박을 하며 모든 일들이 일사천리로 진행되었다.

　3주 전, 매년 의무적으로 실시하는 전 교직원 심폐소생술 연수를 했다. 그때 보건교사 직무연수에서 배웠던 응급처치법을 추가했다. 쓰러진 학생의 프라이버시를 보호하고 목격한 학생들의 트라우마를 최소화하기 위해 가림막이 없을 경우 '인의 장막'을 쳐야 한다고 했다. 나는 연수 때 드라마 장면을 캡처해서 보여주며 이 내용을 강조했었다.

　내가 자동으로 가슴 압박을 실시하는 동안, 마치 약속이라도 한 듯 연수에서 배운 것들이 재현되었다.

　절체절명의 위기 속에서도 감동의 파장이 밀려왔다. 긴박한 상황에서도 매뉴얼을 준수하며 현장에서 뛰어난 실행력을 보여준 교직원들이 너무 감사했다.

　그 사이 자동심장충격기가 도착했고, 연결을 준비하는 분주한 손길들이 보였다. 스피커에서 흘러나오던 노랫소리는 찬물을 끼얹은 듯 조용해졌다. 그런데 패드를 붙이려는 순간, 날쌘돌이처럼 움직이던 남자 교사들이 멈칫하며 주저하는 모습이 보였다.

"이거 어떻게 해요?"

붙이는 방법을 몰라서가 아니라는 것을 나는 알았다.

나는 즉각 패드를 받아 들고 학생의 상의를 올려 두 개의 패드를 부착한 후, 다시 옷으로 가려주었다.

그 사이 119에 신고했던 선생님은 영상통화로 전환해 현 상황을 실시간으로 전달하고 있었다. 넓은 운동장에서 수많은 사람들이 지켜보는 가운데, 자동심장충격기에서 나오는 멘트에 온 신경이 집중되었다. 이 순간, 교사들이 나와 함께 일심동체로 움직이고 있다는 사실이 든든하게 느껴졌다.

"심장 박동 리듬 분석 중. 환자에게서 모두 떨어지십시오."

"접촉 금지."

나는 연수 때처럼 양팔을 펼쳐 학생의 좌우를 확인하며 떨어지라고 지시했다.

"제세동 필요합니다. 충전 중. 충전되었습니다.

제세동 버튼을 눌러주세요."

나는 주저 없이 반짝이는 버튼을 눌렀다.

잠시 긴 침묵이 흐른 뒤, 외마디 비명과 함께 학생의 상체가 위로

튀어 올랐다. 처음 가슴 압박을 시작했을 때 학생이 체인 스톡 호흡(임종 전 호흡)을 하며 얼굴빛이 점점 검게 변했기에, 나 또한 입술이 바짝 마르고 가슴이 새까맣게 타들어 가고 있었다.

그 사이 요란한 사이렌 소리를 내며 119 구급차가 도착했다. 학생의 상태를 계속 초집중하며 자동심장충격기의 다음 멘트를 옆의 선생님께 확인했다.

"어떻게 들었어요?"
"필요시 인공호흡을 하래요."
그와 동시에 학생은 눈을 뜨고 좌우를 둘러보며 상체를 일으키려는 반응을 보였다.

119 구급대원이 들것을 들고 내 옆으로 다가왔다. 이 모든 것이 진짜로 골든타임 4분 안에 마법같이 일어났다. 나중에 알고 보니 구급차는 경찰차의 호위를 받아 일찍 도착할 수 있었다고 한다. 옆에서 통화하던 담임 선생님은 학생의 어머님께 119에 설명했다. 구급차는 학생을 태우고 사이렌을 울리며 학교를 빠져나갔다.
동승한 119 대원들은 나에게 차분하게 설명했다.

의정 갈등으로 전공의가 부족하여 응급실을 운영하는 병원들이 침상 수를 줄이고 있어, 사전에 진료가능 여부를 확인해야만 응급실로 들어갈 수 있다고 했다.

급하다고 그냥 들어가면 거부당해 이 병원 저 병원을 전전하다 환자가 사망하는 사고가 날 수 있다고 했다.

'세상에, 방송에서나 일어나던 일이 나의 현실이 될 줄이야.'

구급대원 두 분 모두 여기저기 학생의 상태와 제세동기 한 사이클 돌렸다는 상황을 설명하고 받아줄 수 있는지를 확인했다.

그 사이 정신이 돌아온 학생은 자기의 소지품까지 찾았고 정상적인 대화도 가능해졌다.

문제는 학생을 받아줄 병원이 없다는 점이었다. 기다림 또 기다림 속에 애간장이 녹는다는 말을 절감하는 시간이었다. 사고는 16시경에 발생했으나, 위기 상황은 18시까지 이어지고 있었다.

학교 현장에서는 메뉴얼대로 진행한 결과 골든타임 4분 만에 청소년의 고귀한 생명을 구했는데 그 후속 조치를 할 병원이 없는 것이 문제가 되고 말았다. 아니, 병원은 많은데 오라는 곳도 없고, 밀고 들어갈 수도 없었다. 어린 학생 앞에서 어른들이 만들어 놓은 현실이 한없이 부끄럽고 싫었다.

최종적으로 상황실에서 서울특별시에 있는 A 병원으로 가라는 연락이 왔다. 서울의 모 병원 응급실 앞에서 뒤따라온 학부모님께 인계하고 학교로 복귀하였다. 교장 선생님을 비롯한 관리자분들과 부장 선생님들께서 초조한 모습으로 기다리고 있었다. 진행 상황을 보고한 뒤 체육대회가 어떻게 되었는지 물었다. 지난 3월 학교 밖에서 제자 한 명을 잃은 안타까운 사고로 다들 충격을 받은 터라, 가슴을 쓸어내리며 뒷수습에 바빴다고 한다. 특히, 같은 반 학생들은 울며 안타까워했다고 한다.

학생들과 학부모님들의 불안과 걱정은 학생이 정상으로 돌아왔다는 보건교사의 문자를 공식적으로 발표하며 안심시켰다고 한다.

나는 급박한 상황에서 선생님들이 한 팀처럼 협조해 준 것이 너무 감사했고, 연수한 내용을 그대로 실천하는 모습을 보고 눈물이 날 만큼 감동적이었다고 소감을 전했다.

"선생님이 그렇게 하라고 연수하셨잖아요."
"정신없다가 선생님 얼굴 보니 연수 내용이 딱 떠올랐어요."

체육대회 전 심폐소생술 연수하기를 정말 잘했다고 하는 생각이 들었다.

‘이래서 매년 교직원 심폐소생술 연수를 하라고 하는구나!’

교육의 소중함을 온몸으로 깨닫는 순간이다.
교직원 심폐소생술 연수 준비를 하면서 나도 다시 복습이 되었고,
강의를 하면 완전 나의 지식이 된다. 그래서 그냥 내 손이 자동으로
가슴압박을 실시했고, 책을 읽듯이 지시 사항이 입에서 흘러나왔다.

우리는 어린 학생들의 꽃 같은 생명을 살려내기 위해 숨이 턱에 차
도록 뛰어다니는데 의정 갈등의 끝은 보이지 않는다. 정부는 정부대
로 주장이 있고, 의사들은 그들의 주장을 굽히지 않는다. 의사와 정
부 모두 국민들만 위하겠다고, 국민들의 건강을 책임진다고...
책임지겠다고 늘 말해왔다. 그러나 그들이 위한다는 이 나라 국민들
의 생명은 그들의 안중에 없는 듯하다.

의식을 잃고 쓰러진 어린 여학생을 살리기 위해 제세동기 패드를
붙이기 위해 상의를 올리는 것조차 미안하게 느껴지고, 인의 장막으
로 가려주려는 따뜻한 마음은 국민의 삶 속에만 머물러야 하는 것인
지 안타깝기만 하다. 생명보다 우선되는 주장은 없다. 국민이 먼저
이고 사람이 먼저인 상식적인 나라여야 한다.

동료

김다정

"보건 선생님! 여기로 와서 이 학생들이 늦은 이유를 설명하세요."

19년 전, 학교에 첫발을 디뎠던 그 해.

아직도 그때의 상황이 생생하게 떠오르는 건, 내게 적지 않은 모멸감과 상처가 되었기 때문인가 보다. 동료로부터 받은 첫 번째 상처라서 더더욱 잊혀지지 않는다.

지금처럼 '보건실 이용확인증'이라는 것을 생각해 내기 힘들었던 그 시절, 보건실에서 치료와 치유를 받고서 교실로 향한 아이들이 수업 시간에 늦는 경우가 자주 발생했다.

수업 종이 친 뒤 아이들이 다녀간 전쟁의 흔적을 정리하고 막 의자에 앉으려는데, 한 학생이 헐레벌떡 보건실의 문을 열었다.

　"선생님! ㅇㅇ선생님께서 지금 빨리 보건선생님 모시고 오래요."
　"누가 쓰러졌니?　많이 다쳤어?"

　학생은 "그건 아니고..." 하며 뛰어갔고, 나는 뒤따라 뛰었다.
사층 삼학년 교실에 다다르자 학생이
　"여기에요."
하더니 교실로 들어간다. 나도 들어가려 하는데, 분위기가 이상하다.

　ㅇㅇ선생님이 교탁 앞에 서 있고, 몇 명의 익숙한 아이들이 일어
나 있다.

　"보건 선생님! 여기로 와서 이 학생들이 늦은 이유를 설명하세요."
　교실의 모든 학생들은 나를 쳐다보고 있었다. 그때 나는 너무도 당
혹스럽고 수치스러움에 그 자리에 서서 아무 말도 하지 못하고 한
참을 서 있다가,

　"이거 때문에 저를 부르신 건가요?"
라는 속삭이는 듯한 말만 되뇌었던 기억이 난다.

　그리고 내가 어떻게 보건실로 되돌아왔는지는 기억이 나지 않는다.

어린 신규교사에 대한 신고식이었는지, 보건실 운영에 대한 충고였는지, 수업에 늦는 학생들을 다루지 못한 ㅇㅇ선생님 자신의 무능함에 대한 화풀이였는지 난 알지 못한다. 그러나 내가 어린 신규교사가 아니었다면, 보건교사가 아니었다면 이런 일이 가능했을까?

"보건교사가 왜 상담을 합니까?"

두 번째 학교에서의 일이었다. 학생들의 출입이 잦은 곳을 학교에서 꼽으라면, 급식실과 도서실 그리고 보건실이 아닐까 싶다.

정확한 통계를 내긴 어렵겠지만, 도서실을 찾는 아이들과 보건실을 찾는 아이들은 결이 좀 다르다. 요즘은 그것도 많이 바뀌었지만, 보건실에 오는 아이들은 주로 학교에서 이름난 꾸러기들이 많다.

그 해는 유독 유명한 꾸러기들이 삼학년에 포진되어 있었다. 사십오 분을 꼼짝하지 않고 교실에 앉아 있으려니 좀이 쑤실 것이다. 잠자는 것도 지겨워져 아프다는 핑계로 보건실로 콧바람 쐬러 오는 꾸러기들이 있다. 그들의 연기력은 미안하지만 꽝이다. 하지만 그 노력은 가상하다.

어찌되었건 교과수업 교사의 일차 관문을 뚫고 왔으니 말이다.

난 장기전략을 세워 대응해야 한다.

전략 1. 눈감아주기
"그래~ 알았다. 더 묻지 않으마."

전략 2. 조건걸기
"이번 시간 쉬는 대신 남은 수업은 잘 참여하는거다.
한 달에 딱 한 번만 봐줄 거야."

전략 3. 잔소리하기
"수업시간에 다른 친구들도 방해하고 수업의 리듬을 끊으면서
까지 오는 건 그 정도로 응급상황이어야 하는 거야.
우리에겐 쉬는 시간이 있잖아, 그 시간을 이용하자."

전략 4. 혼내기
"네 이놈!!"

전략 5. 시시비비 가리기
"혈압 정상, 맥박 정상, 호흡 정상, 청진음 정상, 움직임 정상.
모든 신체 상황이 정상, 수업 45분 견디기 어려 울 상황 아닌 것
것으로 사료됨. 바로 교실로!"

　최종 목적은, 학생이 학급에 적응하게 하는 것이다.

　학생마다, 그리고 상황마다 달리하여 접근해야 한다. 그러려면 학생에 대해 알아야 한다. 가정환경과 친구 관계, 건강 상태 등. 그러나 그 정보를 수집하는 일조차 간단하지 않다. 지나치게 진지하면 대화를 피하고, 너무 장난스러우면 엉뚱한 대답을 한다. 무관심한 듯하면서도 진심이 담긴, 거기에 적절한 유머까지 있는 접근이 필요하다.

　듣기만 해도 어려운 일인데, 실전은 더 어렵다.

　그래서 나는 학생들과 상담을 자주 한다. 때로는 짧게, 때로는 길게. 어느 날, 학년 부장님이 보건실을 찾아왔다.

　"보건교사가 왜 상담을 합니까?" 다짜고짜 질책하는 말투였다.
　"네? 보건교사도 교사이니 학생 상담을 하지요.
　저희 업무에도 학생 건강상담이 있습니다."
　"허! 학생 상담은 우리 교사의 몫이지요.
　서도 한때 보건 일을 해봤는네..."

　그제야 알았다. 부장님이 생각하는 '교사'의 범주에 보건교사는 포함되지 않는다는 것을. 또한, 오래전 보건교사가 미배치되었을 때 본인이 보건교사의 업무를 잠시 맡았던 경험이, 업무에 대한 애정이 아닌 일종의 무시가 담겨 있다는 것을.

대화는 불가능했다. 아니, 애초에 대화를 할 생각조차 없던 부장님이었다. 학생 지도의 어려움을 탓하고 싶었고, 그 분노를 풀고 싶었던 것이다. 그러나 그 화를 고스란히 받아주고 싶진 않았다. 나 역시 하고 싶은 말이 많았으니까.

"보건교사도 교사입니다. 학생이 상담을 요구하는데 교사가 그냥 가만히 있나요? 제가 학생들을 부르는 것도 아니고, 학생들이 스스로 보건실로 오는 것을 막나요?"

안다. 사춘기의 특성상 예상을 벗어나는 행동을 자주 하고, 규칙을 답답해하며 이를 넘어서 보고 싶어 한다는 것. 소심한 반항도 있고, 때로는 주변에 피해를 주는 행동도 서슴지 않는다는 것을.

그러니 교사는 누구의 탓으로 돌리는 것이 아니라,
서로를 믿고 학생이 학교 공동체 속에서 생활할 수 있도록 다 같이 힘을 모아야 하는 것이 아닌가?

학교에 담임교사와 부장교사, 보건교사, 전문상담교사, 사서교사 등이 있는 이유가 무엇인가? 학생을 중심에 두고, 각자의 위치에서 다양한 학생들에게 다양한 방법으로 교육 목표를 향해 유기적으로 움직이라는 것 아닌가?

　학년 부장님은 예상치 못한 내 답변에 충분히 화를 내지 못하고 뒤돌아서셨다. 그러나 나 역시 그분의 말 속에 담긴 갈라치기와 무시, 그리고 멸시에 잠 못 이루는 괴로운 시간을 보냈다.
　그 힘들다는 종합병원에서 오년을 근무했지만, 이러한 모멸감은 처음이었다.

'학교 공동체가 바라는 내가 모르는 비전이 있는 것인가?'
'내가 그 흐름에 역행하고 걸림돌이 되고 있는가?'

　며칠을 고민하다, 교장 선생님을 찾아갔다.
　학교의 교육 방향을 알고 싶었다. 또한, 보건실 운영의 방향을 여쭙고, 나의 철학이 다르다면 학교를 떠날 생각이었다.

　교장 선생님은 나의 보건실 운영 방침과 현재 보건실 운영, 그간의 여러 이야기를 들으신 후, 다음과 같이 말씀하셨다.
　"교사들이 받은 상처가 만들어낸 모습 같아. 학생으로부터, 학부모로부터, 때로는 교사들끼리도 상처를 받다 보니, 자신을 보호하고자 단단한 벽을 만들어 낸 것이지. 그러다 보니 서로 협력하기보다 자신의 의무나 책임을 피하려는 모습으로 변한 것 같아. 참 안타까운 일이야.”

“선생님의 철학과 운영은 바람직해. 그러나 그 철학을 지켜내기엔 힘겨울 수 있어.”

교장 선생님은 내게 학교를 떠나지 말고 지켜달라고 하셨다.
그리고 너무 힘들 땐 조금 내려놓으면서 해도 된다고 위로해 주셨다.

나는 틀리지 않았다는 것만으로도 위안이 되었다.

‘내가 가는 방향이 옳다면, 단지 내가 힘겨워질 뿐이라면 견뎌서 가보자.’
‘이 세상에 힘들지 않은 일이 어디 있겠는가?
단지 그 방향이 옳다면 가보는 것이지.’

그 후로 사 년 뒤, 세 번째 학교로의 이동. 나는 이번 학교를 다니며 앞으로 계속 교사를 할지 말지 결정하기로 했다. 만약 이전과 똑같은 학교 분위기라면, 내게는 맞지 않으니 교직을 그만두려 했다.

그런데 이곳은 놀람과 감동의 연속이었다. 이해와 위로, 공감의 분위기에 깊은 울림을 받는 동시에 내가 그동안 신뢰받지 못했던 사실을 확인하는 시간이 되기도 했다.

"다정쌤~ 힐링동아리라고 교사 동아리가 있는데,
함께하지 않을래요?"

그렇게 내밀어준 손을 잡은 그 순간부터, 나는 학생이 아닌 교사, 동료들로부터 위로받고 치유받으며 진정한 힐링을 경험했다.

다양한 연령대, 다양한 교과, 다양한 부서의 사람들이 모여 있었다. 서로의 힘듦을 공감하고, 그 안에는 애틋함과 애정이 가득 담긴 자율적인 모임이었다. 한 달에 한 번 미식여행도 가고, 공연도 보고, 드레스 코드를 맞춰 나들이도 갔다. 그곳에서 만난 선생님들은 솔직하고 유쾌하며 진솔했다. 그러면서 깨달았다. 나만 상처받고 외로움을 겪은 것이 아니있다는 것을. 보건교사라서 받은 설움이라고 여겼던 많은 것들이 사실은 직장 내 업무 이해의 한계에서 오는 갈등과 상처였다는 것을 알게 되었다.

교무부와 연구부 간의 업무 분장에 치열함이 있으며, 학생부와 학년부 간에도 미묘한 갈등이 있다는 말, 때로는 넓은 교무실에서도 사람들 사이에서 외로움을 느낄 수 있다는 고백은 왠지 모를 위로가 되었다.

다면평가 논의 자리는 업무를 넘어 교직원의 민낯을 드러내는 자리였다. 백년대계의 교육을 단기간 성과로 평가하고, 무형의 가치를 유형의 실체로 측정하려는 방식 자체가 교육의 본질에 죄를 짓는 느낌이었다.

변칙은 변칙으로 맞서라는 말도 있지만, 많은 경우 포장된 궤변에 불과했다. 때로는 다수의 지지나 목소리 큰 사람의 의견이, 혹은 자꾸 요구하는 사람의 주장이 받아들여졌다. 나 역시 오랜 시간 제안이 무시되고, 오해 속에서 사람에 대한 미움만 쌓여 결국 덮어두는 선택을 하곤 했다.

나에게 다면평가는 판도라의 상자였다.
그것을 여는 순간, 관계가 모두 깨질 것만 같았다.
그런데 상황이 예기치 않게 흘러 힐링동아리 선생님들과 다면평가 이야기를 나누게 되었다. 굳이 이 관계를 깨트릴 위험을 감수하며 꺼내고 싶지 않았다.

"피하지 말고 이야기해도 돼요."

그 한마디에 용기를 얻어 이야기를 꺼냈고, 공감을 받았으며 위로를 받았다.

심지어 정리한 생각을 교감 선생님께 드렸고, 교감 선생님께서는 전체 교직원 앞에서

"우리 학교가 아니라면 꺼내지도 않았을 이야기"
로 시작된 나의 글을 읽으셨다.

숙연해진 분위기 속에서 공감한다는 선생님들의 발언이 이어졌다. 이 모든 과정이 너무도 감사했다. 그리고 나는 학교 공동체의 희망을 보았다.

그 학교에서 6년을 근무했다. 4년쯤 되었을 때, 이런 생각이 들었다.

'과연 다른 학교에서도 근무할 수 있을까?
이런 분위기의 학교를, 이런 선생님들을 만날 수 있을까?'

그러다 5년쯤 되자 깨달았다.

‘내가 이곳에 온 것은 행운이야.

교직 인생에 단 한 번의 행운이라면 이걸로 충분하지.

여기에서 받은 신뢰와 함께한다는 힘으로 앞으로 20년의 교직

생활을 버틸 수 있을 것 같다.’

‘내가 배운 것들로, 신뢰와 희망을 주는 동료가 되어야겠다.’

이런 깨달음을 얻으려 앞선 아픔이 있었던 것일까?

이제 나는 아픔의 기억을 귀한 경험의 주머니로 옮겨 담으려 한다.

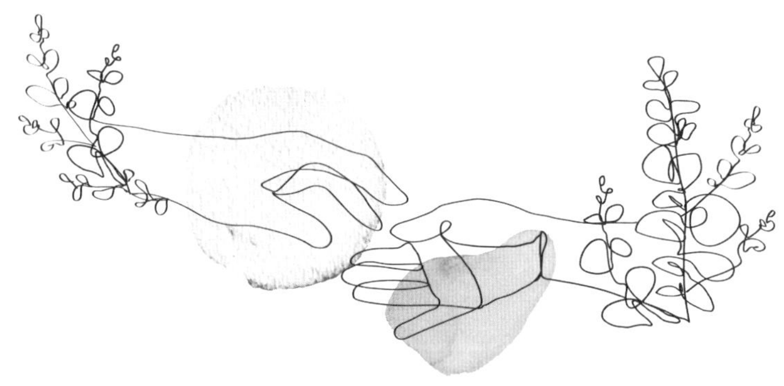

모두의 힘으로:
협업과 보건실 운영

이국화

도원결의[桃園結義], 중국 고전 소설 '삼국지'에서 유래한 사자성어이다. 도원결의란 유비, 관우, 장비가 도원에서 의형제를 맺은 데에서 비롯되었는데, 복숭아 동산에서 뜻이 맞는 사람끼리 하나의 목적을 이루기 위해 결의한 의리를 의미한다. 이러한 결의는 협업과 공동의 목표 달성을 강조하며, 뜻이 맞는 사람들이 서로의 욕심을 버리고 목적을 향해 합심하는 모습을 상징한다.

우리가 어려움을 이겨내고 무엇을 이루고자 할 때 서로 의지하며 힘께 힘을 모으는 모습을 표현하는 데 적합하다.

나의 첫 직장이었던 병원은 기관의 성격상 여러 직종의 협업이 절대적으로 필요한 조직이다. 일반 조직과는 달리 다양한 전문 인력들이 협력하여 일하는 곳으로 의사, 간호사, 간호조무사, 약사, 방사

선사, 물리치료사, 임상병리사, 의무기록사, 이송 요원 등 많은 직종이 함께 일한다. 의사들 간 수많은 협진을 진행하거나, 수술실 내에서의 팀워크가 요구되기도 하고, 응급 상황에서 임상병리사나 약사들과의 협업도 중요하다. 병원은 환자 진료와 치료를 최우선으로 하며 전문성과 복잡성을 가지면서 동시에 경쟁적 구조로 인해 갈등이 초래되기 쉬운 조직이다. 대부분 개인보다는 팀으로 이루어지기에, 환자 진료와 치료라는 공동의 목표를 달성하기 위해 상호 협력이 반드시 필요하며, 업무 수행의 효율성을 위해 의사소통이 매우 중요하다.

나는 현재 두 번째 직장인 30학급 규모의 중학교에서 근무하고 있다. 중학교 30학급이다 보니 보건실 학생 방문이 많다.

하루에 적게는 60명, 많게는 90명 이상씩 방문할 때가 있었다. 혼자 90명 이상의 학생을 보는 건 정말 쉽지 않았다. 점심을 거르는 날도 있고, 화장실조차 겨우 다녀올 때가 많았다.

쉬는 시간부터 대기하던 줄이 한 교시가 끝나야 정리되는 날도 있었다. 코로나바이러스감염증-19로 등교하지 않다가 전면 등교가 되면서부터 학교에 적응하지 못하는 학생들은 하루에 다섯 번씩 보건실에 왔다. 보건실은 그야말로 교실이 아닌, 합법적으로 머무를 수 있는 장소로 전락해 버렸다.

학년부에서도 이것이 나름 심각하다고 판단한 것 같다.

회의 때마다 보건실 방문 학생을 어떻게 줄일지 논의하였다.

"종치고 10분 지나면 결과처리를 하자."

"하지만 이건 학년 초에 협의된 내용이 아니기 때문에 불가능하다."

"학생을 보건실로 보내지 말자."

"그건 정말로 아픈 학생들을 놓칠 수 있다."

"쉬는 시간부터 기다린 학생들은 어떻게 할 것인가?"

결론을 내지 못한 채 90명 이상 학생 방문은 1년 동안 지속되었다. 1년을 지켜본 후 신학기 워크숍에서 다음과 같은 규칙을 적용하기로 하였다.

첫째, 3월 등교 첫날, 보건실 이용에 대해 방송교육을 한다.

둘째, 담임교사가 한 번 더 교실에서 교육한다.

셋째, 관련 내용을 게시판에 게시한다.

넷째, 쉬는 시간에 보건실에 갔더라도 종이 치면 교실로 복귀하여 교과 선생님의 허락을 받고 다시 보건실로 간다.

다섯째, 하루에 여러 번 방문한 학생은 담임이 지도한다.

여섯째, 보건실 이용 확인증이 없으면 보건실에 들어갈 수 없다.

이와 같은 규칙을 일정하게 적용하였다.

2, 3학년 학생들의 반발은 있었지만, 한 달도 안 되어 시스템에 적응하였고, 전년도 90~100명에 육박한 보건실 방문자는 그 해 50~60명까지 줄었다. 도원결의의 핵심 원칙처럼 '보건실 방문 학생 줄이기'라는 공동의 목표를 달성하기 위해 학년부, 담임, 교과 및 보건교사가 함께 고민하고 협업하여 만들어낸 결과라고 생각한다.

학교의 다른 교과나 부서에서도 협력이 필요하겠지만, 보건실은 교직원과의 협업이 더욱 필요한 곳이라 생각한다. 학교 내에서 학생들의 건강과 안녕을 책임지는 공간으로써 보건실 이용 규칙을 공유하는 것뿐만 아니라, 요보호학생 지원, 당뇨 학생 관리, 응급 상황 대비, 건강증진 사업, 감염병 예방 관리 등 다양한 업무에서 담임 및 교과교사와 협업해야 한다. 학생 정보공유, 학생 상담, 정기적인 회의를 통한 모니터링과 협력 방안 공유 등이 이에 포함된다.

코로나바이러스감염증-19 팬데믹 상황에서도 교직원의 협업은 필수적이었다. 매일 출근할 때마다 오늘 하루도 무사히 지나가기를, 확진자가 나오지 않기를 기도했다.

그러던 어느 날, 퇴근 무렵 한 통의 전화가 걸려 왔다. 학년부장이었다.

"보건 선생님, 지금 확진자가 나왔다는데요?"

"네?"

"몇 학년 몇 반에서요?"

"저는 들은 바가 없는데요..."

코로나바이러스감염증-19 초기에는 확진자 발생 시 보건소에서 먼저 연락이 왔다. 그러나 학교 내선 전화로 걸려온 확진자 발생 소식에 나는 순간 당황하였다. 이 상황에서 해당 학생의 등교 여부를 확인하는 것이 가장 급한 일이었다. 확진자 발생이라는 소식을 듣자마자 담임 선생님은 학생 동선과 사안을 빠르게 조사해 주었다.

부장 교사는 보고 체계에 따라 사안을 신속히 보고하고, 담임 선생님과 함께 일을 해결해 가는 모습을 보여주었다. 교무부장은 학부모님께 방역 관련 메시지를 보냈고, 교감 선생님과 교장 선생님은 놀라고 당황했을 학생에게 정서적 지지가 필요하다는 당부를 하시며 부모님과 통화를 했다. 처음 겪는 일이었지만 모두가 협력하며 문제를 해결해 갔다.

'혼자 짊어지지 마라. 우리가 함께한다.'

라는 짧지만 굵은 격려의 메시지는 지금도 마음에 깊은 여운으로 남아있다.

문제 해결을
향한 결심

안규행

직장생활을 하다 보면 사람 사이의 소소한 갈등도 있지만, 업무로 인해 갈등이 생기기도 한다. 학교 안에는 다양한 직군의 사람들이 함께 일하고 있다.

모두가 '선생님'이라는 호칭을 사용하지만, 학생들에게 교과를 가르치는 선생님, 아픈 몸을 돌보는 선생님, 정신적으로 힘든 학생을 상담하는 선생님, 영양과 식이를 담당하는 선생님, 예산과 행정을 맡는 선생님 등 각각의 역할이 다르다.

얼마 전, 학교에서 업무 분담으로 갈등이 발생했다.

한 가지 업무를 다른 직렬의 직원과 나누어 진행하던 중 문제가 생긴 것이다. 처음에는 '예전의 나'처럼 한발 양보하고 일을 조용히 마무리할까도 생각했다.

그러나 시간이 지날수록 상대방의 태도가 거슬렸다.

나와 함께 일한 지 얼마 되지 않아서인지, 아니면 기선제압을 하려는 의도인지 알 수 없었지만, 그 태도는 나를 불쾌하게 했다. 그럴수록 조용히 넘기기보다는 맞서야겠다는 의지가 생겼다.

그래서 이번에는 정면 돌파를 선택, 갈등을 해결하기로 마음먹었다. 직장에서의 업무 갈등은 어떻게 해결할 수 있을까?

우선, 문제 상황에 직면해야 한다.

직면한다는 것은 단순히 문제를 인식하는 것을 넘어, 상황의 본질을 정확히 파악하는 것을 의미한다. 갈등이 발생한 이유가 자신의 업무 미숙 때문인지, 업무 분장의 경계가 모호해서인지, 애초에 업무 분장이 잘못된 것인지 분석해야 한다.

문제의 원인을 명확히 파악한 뒤에는, 갈등 해결 방법을 모색해야 한다. 학교 내 직원 산 갈등 상황에 대한 일반적인 해결 방법으로는 다음 세 가지가 있다.

첫째, 매뉴얼에 근거하기
학교에서 진행하는 대부분의 업무는 매뉴얼, 규정, 또는 규칙을 기반으로 한다. 공무원이라는 직업 특성상 법과 규정을 준수해야 하므로, 갈등 상황이 발생했을 때 매뉴얼에 근거해 문제를 객관적으로 판단하는 것이 중요하다.

해당 업무가 매뉴얼에 따라 진행되었는지, 아니면 규정을 위반하거나 금지된 사항을 포함했는지를 확인해야 한다. 매뉴얼은 모든 상황을 세세히 다룰 수는 없지만, 업무의 큰 틀에서 벗어났는지를 판단하는 기준을 제공한다. 매뉴얼은 객관적인 사실 확인과 판단 기준을 제공하는 첫 번째 도구다.

둘째, 학생들에게 미치는 영향을 고려하기

학교의 업무는 대부분 학생들과 직결되어 있다.

학생 대상 검사나 교육, 행정적 조사와 설문 등은 모두 학생들에게 영향을 미친다. 따라서 갈등 상황이 발생했을 때, 해당 상황이 학생들에게 미칠 영향을 우선적으로 평가해야 한다.

학교는 무엇보다 학생들을 위한 공간이다.

학생, 학부모, 교직원으로 이루어진 학교 공동체에서 가장 중요한 고려 대상은 학생들이다. 갈등 상황이 학생들에게 미칠 피해를 최소화하고, 긍정적인 영향을 줄 수 있는 방향으로 해결책을 모색해야 한다.

결국 학교는 학생들을 중심으로 운영되며, 이 우선순위를 바탕으로 결정을 내려야 한다.

셋째, 감정을 표현하되, 마지막에 표현한다

갈등 상황을 해결하는 데 있어 이성적이고 논리적인 대응은 필수적이다. 하지만 대화가 지나치게 차갑고 냉랭하다면, 상대방은 대화를 이어가고 싶지 않을 수도 있다. 사람은 감정적인 존재다.

상대방이 나를 AI나 로봇처럼 느낀다면, 본능적으로 방어적이거나 공격적인 태도를 취하며 갈등이 더욱 악화될 수 있다.

그렇다고 처음부터 감정적으로 대응하는 것도 문제다.

초기부터 감정을 쏟아내면, 이성적인 주장이 가려져 전달되지 않을 수 있다. 따라서 이성적인 논리를 우선적으로 전달한 뒤, 마지막에 갈등으로 인해 느낀 나의 감정을 표현하는 것이 효과적이다.

갈등이 생겼을 때 사람이 느끼는 감정은 대개 공감할 수 있는 것들이다. 예를 들어, 화남, 분노, 슬픔, 안타까움, 놀람, 부끄러움 등이 있다. 이러한 감정은 상대방도 예측할 수 있고, 이해할 가능성이 높다. 그러나 감정을 표현하는 시기를 잘못 잡아 처음부터 내세우면 대화가 감정적인 싸움으로 치달을 수 있으니 조심해야 한다.

갈등 해결의 마지막 단계에서 감정을 적절히 표현하면, 상대방은 내 입장을 보다 잘 이해하게 된다.

이는 갈등 상황을 더욱 원활히 해결하는 데 기여한다.

갈등 해결 경험을 통해 얻은 교훈

위의 세 가지 방법을 적용해 학교 내에서 발생한 직원 간 갈등 상황을 해결했다. 먼저 문제를 직면하고 상황을 파악한 후, 매뉴얼을 확인했다. 이어 학생들에게 미칠 영향을 고려했고, 마지막으로 갈등으로 인해 느낀 나의 감정을 상대방에게 차분히 표현했다.

결과적으로, 이 과정을 통해 갈등 상황을 원만하게 해결할 수 있었다.

물론, 세 가지 방법 외에도 더 현명하고 효율적인 해결책이 있을 수 있다. 사회생활을 경험하며 갈등 해결 노하우는 계속해서 쌓이기 마련이다. 하지만 중요한 것은, 갈등을 직면하고 해결하려는 태도다.

갈등은 성장의 기회

갈등 상황이 반드시 부정적인 것만은 아니다.

갈등을 해결하는 과정에서 조직은 더 나은 결과를 도출할 수 있고, 개인은 사회적 기술을 향상시키는 계기를 얻을 수 있다.

학교와 같은 공동체에서 직원 간 갈등 상황은 불가피할 수 있다.

하지만 그 목표는 결국 학교 공동체의 목적을 충실히 하는 데 있다. 조직의 목표 달성을 위해 협력하는 과정에서 갈등이 생기더라도, 그것을 해결하며 조직력은 오히려 강화될 수 있다.

그러므로 학교 내 갈등 상황이 발생했을 때 무조건 피하지 말자. 차분히 직면하고 해결 방법을 찾아보자. 갈등을 함께 해결하며 성장할 수 있을 것이다.

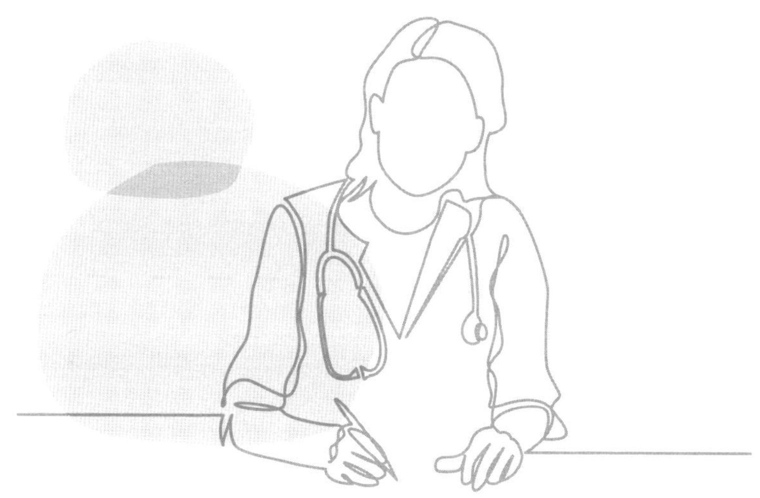

공간의 힘:
변화하는 보건실

이유진

내 다리는 멍투성이였다.

임용고시에 합격하고 첫해에 중학교로 발령받았다.

보건실은 2004년 개교 이후 한 번도 리모델링을 하지 않아 세월의 흔적이 고스란히 남아 있었다.

내가 생각했던 보건실은 흰색 수납장, 유리가 깔린 책상, 각종 매뉴얼이 정리된 책꽂이, 깔끔하게 정돈된 침상이 있는 곳이었다.

하지만 실제 보건실의 모습은 꿈과는 거리가 멀었다. 침대 프레임은 삭아서 아이들이 지나갈 때마다 부스러기가 바닥으로 떨어졌고, 책상 위 유리는 세로로 금이 가 있어 노란색 테이프로 덕지 덕지 가려져 있었다. 오늘 하루를 어떻게 견딜지 걱정이 앞섰기에, 보건실 환경을 개선해야겠다는 생각조차 할 여유가 없었다.

400명 남짓 되는 학교에서 하루 보건실 방문자 수는 100명을 넘었다. 쉬는 시간마다 학생들이 몰려오면 대기석에 앉아 순서를 기다리게 하고, 차례가 되면 진료 의자에 앉도록 했다.

외상 처치가 필요한 경우에는 책상 오른편에 있는 처치 침대로 이동시켰다. 하지만 치료 중에도 대기하는 아이들이 떠들고 장난을 치면, 다시 대기석으로 가서 아이들을 진정시키고 돌아와 처치에 집중해야 했다. 방문 학생들이 많고 공간 배치가 이동 동선과 맞지 않아 나는 여기저기 부딪히기 일쑤였다.

집에 돌아오면 다리는 멍투성이가 되어 있었다.

작년 겨울, 반년 동안 준비했던 신혼집 리모델링을 끝냈다. 하나부터 열까지 선택의 연속이었고, 그중에서도 가장 고민과 정성을 쏟았던 곳은 주방이었다. 구축 아파트의 주방은 좁고 깊어 냉장고를 둘 공간조차 마땅치 않았다. 그래서 우리는 창문을 약간

리더라도 냉장고를 창문쪽으로 옮기고, 주방 가운데에 아일랜드 식탁을 두기로 했다.

아일랜드 식탁은 주방을 넓어 보이게 할 뿐만 아니라 기능적으로도 훌륭했다. 아일랜드에는 싱크대와 식기세척기를, 반대편에는 냉장고와 인덕션을 배치했다. 식탁 앞에서 요리하고 뒤를 돌아서 설거지를 할 수 있는 구성이었다. 거실에서 주방을 바라보면 오른쪽에 냉장고가 위치해 있었다. 삼각 동선을 형성함으로써 주방에서의 움직임이 자연스럽고 편리해졌다.

남편과 나는 오랫동안 자취생활을 했다.
여러 집에서 살아본 경험은 주방 구조를 정하는 데 큰 도움이 되었다. 주방에서 주로 어떤 동선으로 움직이는지를 생각하며, 이를 종이에 그려보았다. 음식을 조리하는 시간보다 재료를 세척하거나 설거지하는 시간이 더 길다는 점을 깨닫고, 거실을 바라보는 아일랜드 쪽으로 싱크대를 배치했다.
이렇게 하면 주방에서 일을 하면서 거실에 있는 가족과 더 많이 소통할 수 있다

또한, 가장 많이 사용하는 주방 가전의 사용 빈도를 순서대로 나열해보았다. 그 결과, 가장 자주 사용하는 냉장고를 오른쪽에 두기로 결정했다. 우리의 생활 방식을 철저히 고려해 완성된 주방은 사용하기에 더할 나위 없이 편리했다.

공간을 새롭게 구성함으로써 실용성과 미적 만족감을 동시에 충족하는 주방이 완성되었다.

보건실을 두 달 정도 운영한 후의 일이었다.
고양시 보건교사회에서 신규 보건교사 멘토 활동의 일환으로 선배 보건교사 두 분이 학교를 방문했다. 선생님들은 보건실을 둘러보더니 흠칫 놀라신 듯했다.

"우리가 손 좀 봐줘야겠어."

선생님들은 두 팔을 걷어붙이고 보건실 가구를 옮기기 시작했다. 보건실은 집으로 치면 방 두 개에 거실 하나가 있는 구조였다.

문을 열고 들어오면 오른쪽에 방 두 개가 나란히 있었다. 첫 번째 작은 방에는 세면대, 냉장고, 전자레인지가 있었고, 두 번째 방에는 침대 세 개가 놓여 있었다.

침대가 있는 방에는 학생들의 상태를 확인할 수 있도록 큰 창문이 나 있었다. 보건실 책상은 창문을 등지고 수납장을 바라보는 위치에 놓여 있었으며, 학생이 들어오면 왼쪽으로 고개를 돌려 맞이해야 했다.

선생님들은 가장 먼저 책상을 옮기셨다.

수납장을 바라보던 책상을 문을 바라보게 재배치했다. 벽에 붙어 있던 진료 침대는 책상 앞으로 옮겨졌다. 불필요한 작은 가구들은 모두 냉장고가 있는 작은 방으로 이동되었다. 짧은 시간에 보건실 구조가 깔끔하게 바뀌었다. 선생님들은 보건실 현대화 사업이 시급하다고 말씀하셨다.

다음 날, 재배치된 보건실에서 하루를 보내며 공간 변화의 효과를 실감했다. 이전에는 학생이 들어오면 고개를 돌려야 맞이할 수 있었지만, 이제는 문을 정면으로 마주 보고 앉아 있어 그럴 필요가 없어졌다. 문을 열고 들어오는 순간 학생의 상태를 한눈에 파악할 수 있어 시간도 효율적으로 사용할 수 있었다.

운동장 벽 쪽에 있던 진료 침대가 책상 앞으로 오면서 이동 동선도 훨씬 단순하고 짧아졌다. 보건실에서 더 이상 동선이 꼬이는 일이 없었다.

마음의 여유가 생기니 도움이 필요한 학생들을 돌보는 일에 더 집중할 수 있었다. 얼마 후, 멘토 선생님들의 노력으로 교육청에서 보건실 현대화 사업의 필요성을 인정하는 공문이 학교로 왔다. 그 덕분에 발령 이듬해, 보건실 현대화 사업을 본격적으로 진행할 수 있었다. 현대화 사업을 진행하며 내가 세운 공간 구성의 원칙은 다음과 같다.

첫째, 학생과 나 사이에는 아무것도 없어야 한다.

보건실도 사무실처럼 책상 주변에 가림막이 있다. 하지만 학생을 처치하는 공간에는 가림막이 없어야 한다. 보건교사는 오감을 이용해 학생의 상태를 살펴야 하기 때문이다.

예를 들어, 복통을 호소하는 학생이 있다면 앉아 있는 자세부터 관찰해야 한다. 허리를 펴지 못한 정도로 통증이 심한지 이를 눈으로 확인해야 한다. 이럴 때 학생과 나 사이에 가림막이 있으면 전체적인 학생의 상태를 파악하기가 어렵다. 또한 가림막이 있으면 자연스레 학생과 보건교사 사이에 벽이 생긴다. 보건교사는 학생의 몸 건강뿐만 아니라 마음의 소리에도 귀 기울여야 한다. 마음의 병이 신체화 증상으로 나타날 수 있기 때문이다.

그러기 위해서는 무엇이든 다 들어줄 수 있다는 열린 자세를 보여주어야 한다. 보건실에서 학생은 보건교사와 더 가까이 있을수록 안전하다고 느낀다. 대기하는 학생들이 들리지 않게 자신의 이야기를 꺼낼 수 있도록 가림막을 없애보자.

작은 변화들이 모여 학생의 마음을 여는 데 큰 도움이 된다.

둘째, 책상 오른쪽에 모든 처치용 기구를 둔다.

오른손잡이의 경우 해당하는 말이다. 왼손잡이라면 모든 처치용 기구를 왼쪽에 두면 된다. 처음 보건실 구조에서는 처치용 카트는 내 뒤에 있었고 처치 용품은 맞은편 수납장에 있었다.

그러다 보니 학생을 치료할 때 몸을 뒤로 홱 돌렸다가 카트에 없는 물품은 맞은편 수납장에서 찾아와야 했다. 학생을 지나쳐 바쁘게 수납장과 카트를 오가다 보니 다리에 온통 멍이 든 것이다.

진료 의자, 진료 침대, 카트를 모두 내 오른쪽에 배치하자. 진료 의자는 내 바로 오른쪽에, 카트는 대각선에, 진료 침대는 의자 뒤편에 둔다. 진료대에서 처치가 필요하면 진료 의자를 건너뛰고 바로 침대에 앉혀 치료할 수 있다. 진료 침대가 내 뒤나 앞에 있으면 이동 동선이 복잡해진다. 앞에 있으면 진료 의자를 옆으로 밀어야 하고, 뒤에 있으면 노트북에 있는 학생들의 개인정보가 노출될 위험이 있다. 따라서 모든 처치용 가구와 용품을 내 오른편에 두자.

셋째, 내 책상 앞에 작은 원형 탁자를 둔다.

보건실 문을 열고 들어와서 내가 있는 곳으로 오기 전 비어있는 공간에 작은 탁자를 둔다. 그곳에 학생들이 스스로 처치할 수 있는 공간을 마련하는 것이다.

이는 우리나라의 의료전달체계와 유사한 원리다. 의료전달체계는 종합병원에 환자가 집중되는 현상을 막기 위해 병원과 의원을 거쳐 종합병원으로 가도록 하는 제도이다.

보건실 스스로처치대는 일차의료기관의 역할을 한다.

간단한 외상 처치는 학생들이 나에게 오지 않고도 스스로 치료할 수 있다. 탁자에 마련된 밴드와 연고를 사용해서 학생들이 스스로 처치할 수 있도록 한다. 또한 외상 처치 방법에 대한 안내문을 탁자에 함께 둔다. 이렇게 하면 하루 백 명이 넘는 학생들이 방문하는 보건실을 효율적으로 운영할 수 있다. 스스로처치대를 두면 보건실의 의료 자원을 효율적으로 운영해 필요한 학생에게 적정 진료를 제공할 수 있다.

보건실 공간을 재배치하면 놀라운 변화들이 생긴다. 꼭 현대화 사업을 통해 구조를 변경하지 않아도 된다. 주어진 환경에서 조금만 변화를 주면 나비효과처럼 작은 변화가 보건실 운영에 막대한 영향을 미친다. 학생의 이야기에 더 집중할 수 있고 세심한 관찰이 가능해진다. 처치에 집중하고 안심하고 치료받을 수 있는 환경을 조성함으로써 큰 사고를 예방할 수 있다.

보건실 공간 재배치는 어려운 일이 아니다. 매일 출근하는 보건실에서의 나의 동선을 그려보자. 학생의 입장이 되어 보건실 문을 열어보자. 그러면 어느 정도 답이 나온다. 공간을 상황에 맞게 배치하면 시간을 더 효율적으로 쓸 수 있게 된다. 그러니 지금 바로 보건실 문을 열고 들어가 공간 재배치를 고민해보길 권한다.

5장

보건교사, 도전하고 깨우치고 비상하라!

도깨비 연대기:
협업의 힘

김다정

나는 사진 앨범을 만드는 것을 좋아한다.

삶의 소중한 순간들을 기억하고 싶어서 매년 겨울 한두 권씩 만들다 보니, 어느새 앨범이 백 권을 훌쩍 넘었다. 특히 사진을 고르는 데에 가장 많은 시간을 쏟는다.

몇 년이 지나 우연히 앨범 제작에서 제외되었던 사진 파일을 열어 볼 때,

"어! 왜 이 사진은 빠졌지?" 혹은

"맞아! 이런 일이 있었지!"

하며 잊고 있던 소중한 기억을 되찾곤 한다.

이런 이유로, 사진 선택에 들이는 시간은 점점 늘어난다.

이렇듯 십 년의 이야기를 몇 장에 정리하여 담아내는 과정에서 중요한 기억을 놓칠까 봐 전전긍긍하고 있다.

차라리 정리를 하지 않았더라면, 잊혀진 기억들이 우연히라도 떠오를 여지가 있을 텐데, 정리를 한다는 이유로 기억에서 완전히 삭제되어 버릴까 두려운 것이다.

놓치고 싶지 않은 이야기들, 해야만 하는 이야기들이 많지만 분량이라는 제한에서 잘 담아내야한다. 이야기를 담는 작업은 이처럼 어렵고 고민스러운 과정이다. 그렇지만 이 모든 것이 도깨비다운 도전이라는 생각이 든다.

"도전하고, 깨우치고, 비상하라!"

"우리도 연구회 하나 만들어봐요.
우리끼리 공부하는 거죠. 어때요?"

2014년, 보건교육 거점학교에서 공개수업이 끝난 뒤 돌아가려던 나를 붙잡으며 지우영 선생님이 말했다. 이날 공개된 수업은 김유정의 소설 〈동백꽃〉을 기반으로 국어와 보건이 통합된 형사 모의재판 형식이었다. 감탄과 감동이 이어지는 수업이었다.

'배우고 싶다.'
'나도 저런 수업을 디자인하고 싶다.'

이런 열망이 가득했던 터라, 선생님의 제안을 고민할 필요도 없이 기꺼이 받아들였다.

2015년 3월, 연구회는 고양시 중등연구팀이라는 이름으로 열두 명의 회원과 함께 첫발을 내디뎠다. 우리는 무엇을 배우고 싶은지 서로 이야기를 나누며 1년간의 활동을 기획했다.

첫 모임은 경기도교육청 수업 실기 최우수상을 받은 지우영 선생님의 강의로 시작되었다. 수업에 대한 고민과 흐름, 진행에 대한 깊이 있는 이야기를 들을 수 있었던 이 시간은 그 자체로 감동이었다. 내가 갈망하던 수업에 대한 노하우를 이렇게 생생히 접할 수 있다니, 마치 새로운 세상이 열린 듯했다.

두 번째 모임에서는 수석선생님을 초빙해「교사는 어떻게 성장하는가」라는 주제로 강의를 들었다. 교사로서의 역할, 좋은 수업의 정의, 수업 디자인과 공개의 의미, 아이들을 집중시키고 경청하게 하는 방법 등, 배움 중심 수업의 전반적인 내용이 담겨 있었다.

이어진 토론 기법 실습에서는 우리가 직접 참여하며 웃고, 배우며, 서로의 경험을 나눴다.

세 번째 시간은 지우영선생님의 학교 영어 선생님의 DBI(Drama-Based Instruction) 수업 적용 강의와 실습으로 꾸며졌다.

이 날은 큰딸 진하를 봐줄 사람이 없어 데리고 갔는데, 강사님은 초등학생도 함께할 수 있는 활동이라며 딸도 참여할 수 있도록 배려해 주셨다. 배움을 마치고 돌아가는길, 진하가

"엄마~ 재밌어! 이렇게 수업하면 엄청 재미있을 거 같아.
엄마 멋져!"라고 말해주었다.

한 달에 한 번씩 연수로 늦는 엄마를 야속해할 법도 한데, 딸의 응원에 그저 고마운 마음이 들었다.

네 번째 시간에는 도덕교과 선생님의 하브루타 토론 강의가 이어졌다. 선생님은 보건 교과서를 여러 차례 보며 하브루타를 접목할 방법을 고민해보셨다고 했다.

그 말씀에 나는 그동안 토론에 대해 깊이 고민하지 않았다는 사실이 부끄러웠다.

그렇게 우리는 한 해 동안 방과 후 저녁 여섯 시부터 여덟 시까지 모여 공부를 이어갔다. 피곤함에도 불구하고, 배움에 대한 갈증과 연대에 대한 열망은 그 어떤 어려움도 이겨내게 했다. 자발적인 배움 속에서 우리는 서로의 성장과 기쁨을 확인할 수 있었고, 그로 인해 서로의 존재가 더없이 소중해졌다.

연말에는 우리가 배운 내용과 수업에 적용했던 사례들을 책자로 엮어 지역의 보건 선생님들에게 배부했다.

이는 단순히 결과물을 공유하는 것을 넘어, 우리 모두의 노력과 성장을 축하하는 과정이었다.

"다정 쌤~ 공모 연수라는 게 있는데, 교사들이 직접 연수를 운영하는 거예요. 한번 신청해 보자!"

2016년, 신미숙 선생님이 제안하셨다. 지원금을 받으면 선생님들의 사비 부담도 줄이고 연수 시간도 확보할 수 있으니, 일석이조 아니냐는 말이었다. 그해 우리는 「성교육에 대한 철학 세우기」를 주제로 전문가와 함께 1년 동안 공부하기로 결정했다.

그러나 과정은 순탄치 않았다. 과목별로 연수를 담당하는 부서가 다르고, 보건은 어디에 신청해야 하는지 명확히 나와 있지 않았다.

문의를 할 때마다 다른 부서를 안내받아 혼란스러웠지만, 포기할 수는 없었다. 보건교사로서의 첫 발걸음을 내딛는다는 사명감이 우리를 지탱했다. 집요하게 알아보고, 꼼꼼히 서류를 작성해 마침내 신청을 마쳤다.

며칠 뒤, 신미숙 선생님에게서 전화가 왔다.

"와~~~~ 다정 쌤, 우리 선정됐어요!"

서둘러 공문을 확인하니, 열다섯 시간 일 학점짜리 선정 명단에 우리의 이름이 있었다. 감격스러웠다. 온몸에 소름이 돋고, 머리카락이 쭈뼛 서는 기분이었다. 이것이 우리 공모 연수의 첫걸음이었다.

통장 개설과 예산 사용은 복잡했고 제약도 많았지만, 그 과정조차 감사했다. 공모 연수 최대 정원인 서른 명의 보건 선생님들이 모집되었고, 모두 배움에 목말라 있었다.

"우리가 기회를 만든 것 같아서 뿌듯해요."

신미숙 선생님과 나는 서로의 노고를 위로하며 말했다.

연수의 이름은

「미디어 시대의 중독 예방 전문가 역량강화(기초과정)」이었다.
방과 후 저녁 여섯 시부터 여덟 시까지 총 열 차례 스무 시간을 진행
했는데, 신미숙 선생님이 근무하시는 세원고등학교의 교장 선생님
께서 별관 강의실을 사용할 수 있도록 배려해 주셨다.

신미숙 선생님은 매번 모임 때마다 김밥과 손수 삶은 계란, 때로는
떡볶이와 옥수수차를 준비해 오셨다. 퇴근 후 강의 전까지 함께 김
밥을 먹으며 학교생활의 고충과 노하우를 나누고, 소소한 가정사까
지 털어놓으며 정을 쌓았다.

강의는 이광호 강사님의 진행으로 시작되었다. 미디어 시대에 성이
어떻게 다루어지고 있는지, 성은 생명과 책임, 인격을 바탕으로 교육
되어야 한다는 철학, 그리고 청소년들에게 올바른 성교육을 전하기
위한 교사의 역할에 대해 배웠다.

강의를 통해 우리는 외면했던, 혹은 직면하기 두려웠던 왜곡된 세
상의 모습을 마주하며 경악했다. 동시에 자신이 가진 성 가치관이 편
협하고 얕았음을 깨달았다. 이런 상태에서 성교육을 했던 스스로가
학생들에게 미안했다. 그래서 배울수록 더 배우고 싶었다.

예정된 스무 시간을 넘어 다섯 시간을 추가로 진행했지만, 서른 명의 모든 선생님이 전 시간에 빠짐없이 참여했다.

"우리 기초 과정을 잊기 전에 심화 과정도 운영해 보면 어떨까요?"

신미숙 선생님의 제안에 여러 선생님들이 힘을 실어주었다.
이렇게 시작된 심화 과정은 열다 섯 명의 희망 교사와 함께 10월부터 그다음 해 1월까지, 총 열 차례 스무 시간 동안 진행되었다.

이번 심화 과정은 공모 연수가 아닌 자발적인 참여로 이루어졌고, 독서 토론이 주를 이루었다. 다루어진 책은 『사라지는 어린이』, 『죽도록 즐기기』, 대중문화의 겉과 속』, 『포르노로부터 아이들을 보호하라』, 『디지털 치매』, 『미국 문화의 몰락』이었다. 각자가 도서를 발제하고 생각을 나누며, 강사님의 설명을 통해 논의를 심화시켰다.

우리는 발제 내용을 책자로 묶어 연말 고양시 보건교사 총회에서 공유했다. 공모 연수 운영기를 소개하며 다른 보건 선생님들에게 연수 운영을 독려하기도 했다.

2017년, 둘째 딸의 초등학교 입학을 맞아 나는 한 학기 동안 육아

휴직을 했다. 그 사이 신미숙 선생님께서는

「인문학 속에서 찾아보는 성과 건강의 개념」이라는 주제로 고양시 보건교사 학교 밖 전문적 학습 공동체를 이끌며 네 차례의 대규모 강의를 운영하셨다.

"뇌 과학으로 청소년의 중독을 설명하는 연수를 들었는데 좋더라. 올해는 뇌 과학으로 공부해 보는 건 어떨까?"

2018년, 배움에 대한 열정이 남다르신 신미숙 선생님께서 제안하셨다. 항상 새로운 연수를 듣고 수많은 책을 읽으며

"우리 다음에는 무엇을 배우면 좋을까?"를 고민하시던 분이었다.

「청소년 중독(음란물 등)예방을 위한 보건교사 역량 강화」라는 이름의 연수는 열다섯 시간 일 학점 과정으로 공모에 선정되었다.

이번에도 방과 후 저녁 여섯 시부터 여덟 시까지 세원고등학교 별관 강의실에서 열다섯 명의 선생님이 모였다. 연수를 마친 후에는 삼십 분 동안 각자의 생각을 나누는 시간을 가졌는데,

이 시간이 오히려 더 큰 배움이 되는 경우도 많았다.

"강의도 좋지만, 어떻게 받아들이고 느꼈는지,
수업에 어떻게 적용할지 돌아보는 이 시간이 정말 소중하다"
는 의견이 많았다. 심지어 어떤 날은 강의를 들으면서도

'이 부분에 대해 00 선생님은 어떻게 생각하실까?'
하고 생각 나누기 시간을 기다리기도 했다.

첫 강의는 뇌중독 전문가의 「청소년 발달의 뇌과학적 접근」
이었다.

질풍노도의 시기를 겪는 청소년들의 갑작스러운 행동, 무모함, 그
리고 중독의 모습이 뇌 과학적 원리로 설명되니 이해가 쉬웠다.

열두 시 이전 수면이 뉴런의 가지치기에 미치는 영향과 긍정적 뇌
신경 전달물질을 활성화하는 방법까지 배운 우리는 학생들에게 무
엇을 도와야 할지 명확히 알게 되었다.

그 날, 우리는 강사님의 심화 강의를 추가로 듣기로 결정했다.

우리 모임의 강점은 이러한 유연함에 있다. 서로 이야기하며 언제든 새로운 것을 추가하고, 기꺼이 함께 배우려는 의지가 있다는 점이다.

독서토론은 도깨비 모임에서 빠질 수 없는 중요한 활동이었다. 연구회를 통해 해마다 서너 권의 책을 읽었다. 처음에는 두 달에 한 권을 읽고 느낀 점을 나눴지만, 바쁜 일정으로 인해 읽지 못한 사람도 많았다. 그 경험을 바탕으로 이후부터는 챕터별로 담당을 나누어 요약하고 느낀 점을 공유하는 방식으로 진행했다.

시간이 지나며 우리는 독서토론의 한계를 느꼈다.

깊이 있는 논의와 질문이 부족하다고 판단해 전문가의 도움을 받기로 했다. 그렇게 만나게 된 분이 바로 지금까지도 함께하고 계시는 최봉희 강사님이다. 강사님의 차분하고 정갈한 화법은 우리의 대화와 표현 방식을 돌아보게 했다.

첫 수업에서 강사님은 읽기 자료에 밑줄을 치며 질문거리를 찾으라고 하셨다. 질문을 바로 만드는 방식이었다면 부담스러웠을 텐데, 단계적으로 진행되는 배려 깊은 접근법에 감동했다. 질문을 공유하며 각자의 윤리적 기준과 삶의 궤적을 엿보았고, 위로와 감탄, 부끄러움 속에서 새로운 자신을 마주했다.

우리 모임에서 결코 빠질 수 없는 것이 하나 더 있다. 바로 유머와 웃음이다. 김향숙 선생님은 유쾌한 언변으로 항상 분위기를 전환해 주셨다. 토론이 무거워질 때면,

"자자~ 고마해라~ 다들 똑디 해서 그런다,"
 라며 환기를 시키셨고, 밤 아홉시가 다 되어도 토론이 끝나지 않을 때는

"집에서 남편들 안 기다리노? 나 밤운전 못한데이~"
 라며 웃음을 주셨다. 강의가 어려울 때는

"나 하나도 몬 알아듣겠는데, 째믄(샘은) 알아듣것나?"
 하고 속삭이셔서 모두가 웃음 짓곤 했다. 운영에 지칠 때

"밥 묵었나?"
"쌤이니까 하는 기다. 잘하고 있다."
 라는 따뜻한 말은 큰 위로가 되었다. 도깨비 모임에 오면 꼭 한 번은 웃고 돌아갔다. 이는 정말로 감사한 일이었다.

사춘기 뇌의 특성 중 하나는 기쁨과 타인을 위한 마음이 긍정적인

뇌 전달 물질을 촉진한다는 첫 번째 강의를 기반으로 두 번째 강의는

「놀이로 풀어가는 중독 예방 수업 」
이라는 주제로 놀이수업 분야에서 유명한 강사님을 초청했다.

강사님은 중·고등학생들의 귀차니즘과 시니컬함을 효과적으로 다루는 다양한 수업 사례를 소개하며, 교실에서의 노하우를 전수해 주셨다. 놀이수업 실습 중에는 원을 밟고 자리를 이동해야 하는 규칙이 있었다. 이 원칙을 충실히 따르던 나는,

"선생님~ 다들 원 안 밟고 그냥 앉아요"
라며 강사님께 고자질을 했다. 그러자 강사님께서는

"교실에서도 이런 학생 꼭 있죠?" 라며 규칙을 어기는 학생이 아닌, 고자질하는 학생에 대해 말씀하셨다.

그 순간 나는 당황스러웠다.
하지만 곧 내가 수업의 흐름보다는 규칙에 얽매이고 있음을 깨달았다.

동시에 흐름에 따르지 못하고 규칙에만 집착했던 학생을 무심히 넘겼던 수업 속 내 모습이 머릿속에 스쳤다.

이 경험을 통해, 실습은 단순히 기술을 익히는 것을 넘어 참여를 통해 느끼는 감정, 그리고 역지사지의 경험으로 소통과 이해의 폭을 넓히는 과정임을 깨달았다.

세 번째 강의는, 「미디어 시대의 중독 예방 전문가 역량 강화」 기초 과정과 심화 과정에 함께하셨던 권태근 선생님을 초청했다. 한국중독전문가협회의 전문가 과정을 별도로 이수하셨다고 했다.

「청소년 금연 교육의 접근」이라는 주제로 어떠한 철학을 가지고 금연 교육을 학교 현장에 적용하면 좋을지, 또한 그 적용 사례 중심으로 공유되었다.

같은 텃밭에서 자란 꽃이라도 각기 다른 모습과 향기를 품고 피어나듯, 권태근 선생님은 자신의 교육 철학과 방식으로 아이들과 관계를 맺으며 선생님만의 꽃과 향기를 피워내고 계셨다.

2019년. 연초가 되면 어김없이 기다려지는 신미숙 선생님의 전화.

"우리와 성에 대한 관점의 결이 같은 강사님을 만났어.
올해는 그분과 함께 공부해 보자."

그렇게 우리는 또 한 분과 소중한 인연을 맺었다. 고명진 강사님은 성매매 집결지, 성매매 여성, 성폭력과 성희롱 사건, 청소년 성 문제 등 복잡하고 외면하고 싶은 주제들을 현장에서 오랜 시간 다루어 오신 분이었다. 그분은 인간에 대한 깊은 애정을 바탕으로 문제를 직시하고 접근하셨으며, 유머와 위트로 열 번의 강의 동안 우리를 울리고 웃기며 깊은 통찰을 안겨주셨다.

우리는 그해 「통합적 성교육 전문가 역량 강화」라는 이름으로 서른 시간 2학점 공모 연수에 도전했고, 당당히 선정되었다.

총 스물여덟 명의 선생님이 함께하게 된 연수는, 우리나라와 해외의 성교육 방향을 탐구하며 시작되었다.

역사의 중요한 사건을 돌아보며 착취와 폭력의 뿌리를 찾고, 성폭력을 단순히 개인의 문제로 보지 않고 개인, 가족, 사회, 교육을 포함한 총체적인 관점으로 이해하려는 안목을 키웠다.

현재 학생들에게 일어나고 있는 성 문제를 직시하며, 그들에게 무엇을 가르쳐야 하는지에 대해 끊임없이 고민했다.

우리의 생각 나누기 시간은 항상

"그래서 아이들에게 어떻게 가르쳐야 할까?"

로 귀결되었다. 문제의 본질을 알았지만, 수업에서 어떻게 풀어내야 할지, 상담과 일상에서 어떤 방식으로 접근해야 할지에 대한 답은 뚜렷하지 않았다.

우리는 각자의 현장에서 시도하고, 공유하며, 개선해 나가는 과정을 반복했다. 비록 완벽한 답을 찾지 못했지만, 작은 실천과 배움이 변화의 시작임을 믿으며 한 걸음씩 나아갔다.

2020년, 학교와 나라의 상황은 녹록지 않았다.

코로나바이러스감염증-19! 팬데믹이 닥친 것이나. 각 학교에서 확진자 발생으로 대처에 바쁜 나머지 나와 신미숙 선생님은 공모 시기를 놓쳐버렸다. 서로에게 "이번엔 정신 바짝 차리자"며 다짐까지 했지만, 결국 공모 연수를 못했다. 대신 과거처럼 우리끼리 연수를 이어가자는 의지로 열네 명의 선생님이 모였지만, 각자의 학교 생활을 버텨내는 것만으로도 역부족이었다.

우리는 현실의 벽을 마주하며, 그해의 배움을 다음 해로 미루기로
했다.

2021년, 공모 연수에서 한 해를 놓친 대가는 컸다.

그해는 다른 보건교사 연구회들이 공모 연수에 선정되는 가운데,
우리는 아쉽게도 탈락했다. 그러나 포기하지 않았다. 대신「경기도
교육청 교사 건강증진 동아리」에 신청하여 선정되었다.

그 즈음, 경기도 학생들이 경기도의회에 체계적인 성교육을 제안했
고, 이를 계기로 도의원 주축의 성교육 TF팀이 꾸려졌다.

초·중·고 학생 대표, 시민단체, 학부모 대표, 경기도교육청 대표, 그
리고 초·중·고 교사 대표로 구성된 TF팀에서 나와 신미숙 선생님은
중·고 교사 대표로 참여했다.

이 TF팀과 경기도교육청 교사 건강증진 동아리 다섯개 팀이 성교
육 개발 연구위원으로 함께하면서, 도깨비 연구회의 올해 주제는 다
음과 같이 정해졌다.「학생의 요구(참여식)와 세상의 흐름(관계)에
맞는 교육내용과 교육방법 개발 」

열두 명의 선생님과 함께 서른 시간 동안 연구를 진행했다.
TV 프로그램「차이나는 클라스」의 김누리 교수 편을 보며,
「성교육은 곧 자아교육」이라는 모토 아래 수업 방향을 정했다.

경희대학교 교수님을 초빙해「제2의 성, 그리고 여성학」강의를
들었다.

"제가 여자일까요? 남자일까요? 왜 저를 여자라고 판단하셨나
요?"라는 질문으로 강의를 시작했다.

우리는 사회적 성의 굴레에서 자유롭지 못한 현실을 깨달으며, 배
우고 깨우치지 않는다면 성차별적 요소를 학생들에게 무의식적으
로 전수할 수 있음을 통감했다.

고명진 강사님과 함께 세 차례에 걸쳐 동의와 거절, 감정 다루기 활
동을 실습하며, 성적 자기결정권을 중심으로 한 참여식 수업을 구
상했다.

교육연극 전문가를 초빙해 교육연극 활동을 배우는 시간도 가졌다.
「택배 왔습니다」,「인물 만들기」,「천사와 악마」등 몸짓으로 메세지

를 전달하는 다양한 기법을 배우며, 수업 디자인의 중요성을 실감했다.

연극 활동은 메시지를 잃지 않으면서도 재미와 참여를 이끌어내야 하는 어려움이 있다.
내가 연극 수업을 처음 시도했던 5년 차 시절, 아이들 간의 싸움으로 수업이 의도와 반대되는 결론으로 끝났던 쓰라린 경험이 떠올랐다.

15년이 지난 지금, 전문가에게 배우며 그때 내가 얼마나 준비가 부족했고 무엇을 놓쳤는지 비로소 알게 되었다.

학생들의 실제 음란물 이용 실태와 대처법을 알기 위해, 디지털성범죄 전문 강사님을 초빙했다. 강사님은 온라인 소통 채널과 스마트폰 등의 발전으로 음란물 유통이 얼마나 은밀하고 고차원적으로 학생들에게 접근하고 있는지 사례를 통해 설명했다.

강의 중 곳곳에서 들려오던 깊은 한숨 소리가 지금도 생생하다.
나 또한 무력감에 사로잡힌 시간이었다.

그럼에도 우리는 멈추지 않았다. 수석교사로 대통령상을 수상하신 강사님의 지도 아래, 성교육 교수·학습지도서 열다섯 차시와 중독 예방 교수·학습지도서 세 차시를 개발했다.
이 자료는 경기교육모아 사이트에 탑재되었다.

총 열여덟 차시의 교수·학습지도서를 개발하는 과정은 만만치 않았다. 배움의 기쁨보다는 의무감이 앞섰고, 웃음보다는 한숨이 깊었던 해였다. 팬데믹이라는 지속되는 상황 속에서, 우리의 부담감은 더욱 무거웠는지도 모르겠다.

2022년. 그 해, 나는 고양시에서의 십 년 만기를 끝내고 파주로 발령을 받았다. 새로 배정된 학교는 파주에서도 판문점과 가까운, 집에서 49km 떨어진 곳이었다.

그동안 맡아왔던 연구회장 업무는 이국화 선생님께 부탁드렸다.

"내가 잘 할 수 있을까?"

라며 걱정하던 이국화 선생님은 누구보다 훌륭하게 연구회를 이끌어 갔다. 공모 연수 열다섯 시간 과정에 선정되었고, 연수의 주제는 「메타버스를 활용한 보건수업 개발 및 역량 강화」였다.

총 열네 명의 선생님이 모여, 생소한 메타버스의 세계로 첫발을 내디뎠다.

초등학교 교사이자 메타버스 관련 연구회 및 관련 대학원을 다니는 선생님을 초빙했다. 메타버스의 개념과 활용법을 배우기보다는, 경험해 본다는 표현이 더 적절했다. 인터넷 접속과 앱 설치부터 시작해 모든 것이 낯설었다. 새로운 용어에 헷갈리고, 아바타를 움직이거나 개체를 원하는 자리에 배치하는 데에도 시간이 걸렸다.

첫 수업을 마친 나는 마치 세상 사람들이 종이에 볼펜으로 필기하는데 나 혼자 먹을 갈아 한지에 붓글씨를 쓰고 있는 듯한 기분이었다. 나름 앞서간다고 자부했지만, 알고 보니 나는 여전히 초보 단계였다. 그나마 위로가 된 것은 같은 붓글씨 동료가 몇몇 있다는 사실이었다.

이번 연수에서도 권태근 선생님처럼 자신만의 꽃을 피워낸 두 분이 계셨다. 김민경 선생님(ZEP)과 이현경 선생님(제페토)이었다. 두 분은 기어이 알아내고야 말겠다는 의지로 유튜브와 책을 참고하며 독학으로 메타버스를 익혔다. 두 분의 노력과 성과는 눈부신 개화와도 같았다. 우리는 바로 그 두 분을 강사로 초빙하여 메타버스 활용법을 배웠다.

2023년. 어김없이 신미숙 선생님으로부터 연락이 왔다.

"내가 방금 강의를 하나 들었는데 정말 우리에게 필요한 강의 같아. 강사님께 우리 모임을 말씀드리니 기꺼이 강의해 주시겠대!"

설렘 가득한 목소리는 오랜만이었다. 나 또한 새로운 배움에 설레었다.

그러나 2023년은 공모 연수가 대폭 축소되면서 서류조차 제출할 수 없었다. 대신, 고양시 보건교사회 학교 밖 전문적 학습 공동체와 경기 북부 보건교육 거점학교 연합 연구 활동을 통해 모임을 이어갈 수 있었다.

총 열 명의 선생님과 함께「인권과 성평등, 인권으로 바라보는 성범죄」라는 주제로 일곱 번의 모임, 열네 시간이 진행되었다.

서울대 인권센터 교수님과는 비대면 강의로 만났다.
성과 재생산의 개념, 인권의 관점에서 바라보는 성평등, 젠더 기반의 차별과 폭력, 백래시에 대처하는 방법 등에 대해 배웠다. 강의는 요즘 대두되는 이슈를 깊이 있게 이해하고 성찰할 기회를 제공했다.

고명진 강사님께서는「인권으로 바라보는 성범죄」라는 주제로 강의를 진행하셨다. 모르고 당하고, 모르고 저지르는 아이들의 성범죄 사례를 접하며 학교에서 어떤 성교육을 해야 하는지, 우리가 무엇을 가르쳐야 하는지에 대한 새로운 관점을 얻을 수 있었다.

2024년. 이제 경기도 공모 연수는 사라졌다.

그러나 고양시 보건교사회 학교 밖 전문적 학습 공동체로 도깨비 연구회의 모임은 여전히 이어지고 있다.

이번 주제는 「보건교사의 글쓰기 역량 강화」였다.

총 열 명의 선생님이 모여, 이미 여러 권의 책을 출간한 보건교사인 강사님으로부터 글쓰기 요령을 배웠다. 그리고 새로운 도전으로 자판 필사를 시작했다. 첫 도서는 나애정 강사님의 책이었다. 한 챕터씩 자판으로 필사하고, 느낀 점을 공유하는 방식이었다.

필사의 힘은 놀라웠다. 그동안 생각의 흐름대로만 써 내려갔던 글이 점차 체계를 잡기 시작했다. 글을 보는 안목이 생기고, 무엇보다 글을 쓰는 시간이 일상의 한 부분으로 자리 잡았다.

학생 시절에도 하지 못했던 미라클 모닝이 자연스럽게 시작된 것이다.

어느덧 우리는 글쓰기에서 책 쓰기로 한 단계 도약했다. 지금은 각자 책을 집필하며 새로운 도전을 이어가고 있다.

우리 도깨비 연구회는 늘 도전을 멈추지 않았다.

'할 수 있는 것'에 안주하지 않고, '할 수 있을까?', '하고 싶다!'

라는 의문과 열망에 도전해왔다.

지난 십여 년간, 우리는 끊임없이 도전하며 깨우쳤고, 그 깨달음이 우리를 성장하게 했다. 경기도연수원, 고양시 보건교사회, 경기도교육청의 지원과 도깨비 연구회와 함께해온 백마흔다섯 분의 선생님들, 스물여섯 분의 강사님들이 있었기에 배움의 여정은 지금까지 계속될 수 있었다.

이 글을 통해 모두에게 깊은 감사의 마음을 전한다.
도깨비의 시작은 "alone"에서 비롯되었다. 갈증과 답답함, 막막함, 그리고 바람에서 시작된 여정이었다.

그러나 지금 도깨비는 "together"에서 의미를 찾는다. 해갈과 시원함, 기대감, 그리고 희망으로 가득 차 있다.

우리의 깨달음은 또 다른 깨달음으로 이어지며, 배움은 계속될 것이다. 언젠가 비상하는 날이 올 것이다.

도전하고, 깨우치고, 비상하라!

인격과 책임으로
여는 성교육

김향숙

"도와줘, 올해 공개수업 주제는 뭐하지?"

나는 매년 34차시 보건 수업 중, 17차시를 성교육에 할애한다. 그 중 한 차시는 공개수업으로 진행하는데, 주제를 선정하는 일이 늘 고민이다. 그래서 청소년들에게 가장 필요한 성교육 콘텐츠를 찾기 위해 다양한 매체를 살피는 것이 습관이 되었다.

그러던 어느 날, 방송에서 베두인족의 민화가 소개되었다.
내용은 이러했다.

한 노인이 천막 근처에서 키우던 칠면조를 도둑맞았다.
노인은 아들들에게 칠면조를 찾아오라고 했지만, 아들들은

"칠면조 한 마리가 뭐 그리 중요하냐"

며 대수롭지 않게 여겼다. 몇 주 뒤, 낙타를 도둑맞았을 때도 노인은

"칠면조를 찾아!"

라며 호통을 쳤고, 그 뒤에는 말이 사라졌다.
그러나 아들들은 여전히 움직이지 않았다.

결국 몇 주 뒤, 노인의 딸이 끔찍한 일을 당했다. 도둑은 칠면조를 훔쳤을 때 그 집이 아무렇지도 않게 여기자, 점차 낙타, 말, 심지어 성범죄까지 저지르기에 이르렀다. 이는 작은 무관심이 점차 큰 비극으로 이어질 수 있다는 교훈을 준다.

민화를 들으며 나는 우리의 아이들이 대중매체를 통해 잘못된 성적 가치관으로 무분별하게 노출될까 봐 걱정됐다.

칠면조를 지키는 일처럼, 아이들의 성적 가치가 잃어버리지 않도록 관리하고 가르치는 일에 고민하게 되었다.

그때 역량 증진에 동행해 준 보건교사들이 있었다.

도전하고, 깨우치고, 비상하라는 뜻의 도깨비 연구회는 10년을 넘게 배움을 함께하며 큰 힘이 되어주었다.

도깨비 연구회는 기존의 '피임 중심 교육'만으로는 성폭력, 임신, 낙태, 미혼모 등 성 문제의 사회적 증가를 해결할 수 없다는 것을 절감했다. 때마침 미디어 시대의 중독예방 연수 과정을 통해 청소년 중독과 왜곡된 성 의식의 문제점을 심도 있게 다룰 수 있었다. 청소년들이 영화, 드라마, 가요 등 미디어를 통해 형성된 성적 가치관을 스스로 식별할 수 있도록 돕고, 생명과 책임을 강조하는 성교육으로 수업의 방향을 전환했다.

아이들이 성과 인생 전체의 연관성을 깨우치도록 돕기 위해, 나부터 도전하고 깨우치며 성장을 이어나가야 했다.

'성교육은 곧 자아 교육'이라는 새로운 도전이 참신하게 다가왔다. 자아를 발견하고, 동의와 거절, 감정을 표현할 줄 아는 능력을 키우는 것이 성교육의 핵심임을 깨달았다.

이를 위해 성적 자기 결정권을 강화하고, 올바른 관계를 맺는 방법을 가르칠 수 있도록 구상했다.

도깨비 연구회는 독서 토론을 병행하며 삶을 성찰할 기회를 꾸준히 제공했다.

　김승섭의『아픔이 길이 되려면』과 피터 비에리의『삶의 격』은 내가 미처 알지 못했던 세상 이야기였다.
　세상의 약자에 대한 근본적인 문제의식과 인간의 존엄성이 품격 있는 삶의 방식과의 만남은 노년을 품격있게 살고 싶은 나에게 생각을 잠기게 하여 지금도 한 줄씩 읽곤 한다.

　개인 역량 개발과 교육철학을 구축하는 연수는 매주 방과 후에 진행되었다. 특히 성교육 수업자료를 새로운 패러다임에 맞게 구성하면서, 개인적으로는 공개수업에 대한 두려움이 크게 줄어들었다. 그중 연극 놀이는 잊을 수 없는 새로운 즐거움이었다.

　무대 위 배우가 되어 보는 경험은 교사가 학생의 입장이 되어 공감하는 시간이었다. 연수에서 수업 도입용 게임을 직접 연습하며, 즐기고 흥미를 느끼는 동시에 연극 놀이를 통해 전달하고자 하는 이야기를 체험했다. 이 경험은 아이들에게 그대로 접목되어 수업에 대한 기대감과 흥미를 품게 되었다.

　이러한 접근은 교사의 전문 역량을 강화할 뿐 아니라, 아이들에게는 자아를 성장시키고 올바른 관계 형성에 이바지하도록 이어졌다.

함께 개발한 수업지도안은 학생들의 눈높이에 맞춘 흥미로운 구성 덕분에 수업에 대한 자부심과 만족도가 높아졌다.

예를 들어 수업 도입에서

'택배 왔습니다(박스 안 내용물 맞추기)'나
'몸으로 말해요'와 같은 활동도 각 반의 분위기에 맞게 적용하였다.

이는 도깨비 연구회와 논의를 통해 가능했던 일이다.

수업은 교사가 혼자 하지만, 그 준비 과정은 도깨비 연구회와 협업했기에 그 혜택은 아이들이 고스란히 받을 수 있었다.

나는 성교육을 통해 아이들의 생각이 바뀌는 것을 보았다.

최근에는 '몸의 의미'에 더 깊게 접근하고 있다. 우리 모두 몸을 가지고 있고, 몸을 통해 마음을 전달하며, 성적 행위도 한다. 인간이 몸과 마음의 단일체로 주체적인 존재임을 아이들이 이해한다면, 다른 사람을 수단으로 사용하지 않을 것이다. 사람은 사랑해야 할 존재이지 사용해야 할 존재가 아니다.

성교육은 결국 사람과의 관계요, 나 자신을 드러내는 인격이다. 이는 몸을 통해 표현한다. 그렇기에 몸의 의미를 제대로 이해시키기 위해 더욱 애쓰고 있다.

성교육은 단순한 지식 전달을 넘어, 책임, 생명, 인격을 중심으로 해야 한다. 성에 대한 책임감 있는 접근은 필수적이다.

피임만 하면 성관계가 안전하다고 광고하지만, 100% 안전한 피임은 없다. 중요한 것은 피임이 아니라 책임이다.

아이들과 성교육 문제를 풀어가는 과정은 혼자가 아니다. 지금까지 도깨비 연구회와 함께 해왔고, 앞으로도 도깨비의 춤은 아이들 곁에서 계속될 것이다. 그 장단에 맞춰 "얼쑤!" 한판 놀며, 아이들의 성장에서 나의 성장을 발견하는 시간을 즐길 것이다.

도깨비 연구회와 함께한 성교육의 길을 정리하며, 나만의 성교육 방향을 설계해 봤다. 이제 퇴직을 앞둔 시점에서, 단순히 성에 대한 교육을 넘어 인생, 혼인, 그리고 가정교육으로 범위를 확장하여 주위에 배움을 나눌 수 있기를 바란다. 그 중심에는 언제나 생명이 있다.

나는 아이들, 청년들, 그리고 부모들을 위한 생명 교육의 장에 디딤돌이 되고자 오늘도 도깨비춤을 추고 있다.

도깨비 연구회가
깨운 열정

이국화

"학교 먹는 물 관리에 대해 들어본 적 있어요?
선생님에게 주어지면 선생님이 해야 합니다.
못한다고 하지 말고 정해지면 그냥 하세요."

2008년, 경기도 중등 보건교사 시험에 합격한 후, 발령받은 학교에 첫 인사를 갔을 때 들은 말이었다. 당시 나는 이 말의 깊은 의미를 이해하지 못했다. 합격의 기쁨과 새로운 출발의 기대감으로 가득 차 있었기에, 그저 흘려들었다.

보건교사가 된 것은 나에게 큰 성취였다.
병원에서의 3교대 근무는 신체적, 정신적으로 매우 힘들었고, 자취 생활로 인해 불규칙했던 생활 습관 탓에 건강도 좋지 않았다.

간호사로서 환자를 돌보며 회복을 돕는 일은 보람 있었지만, 중환자실 특유의 긴박한 환경과 잦은 긴급 상황은 몸과 마음을 지치게 했다. 나는 병원의 높은 스트레스와 불규칙한 근무 환경이 지속 가능한 직업이 될 수 없다고 판단했다.

더 안정적인 환경에서, 예방 중심의 교육을 통해 학생들과 소통할 수 있는 보건교사의 길을 선택했다.

대학 시절 교직 실습의 기억은 나에게 교사로서의 낭만을 심어주었다. 학생들과 함께 건강을 돌보고, 수업을 통해 깊이 있는 소통을 하며 진정한 보건교사의 역할을 수행할 것이라는 기대가 있었다.

그러나 현실은 달랐다.

보건교사의 업무는 보건실에서의 응급처치 외에도 행정 업무와 학교 환경 위생 관리에 많은 비중이 있었다.

공기질 관리, 안전공제회 업무, 교직원 건강검진, 저수조 관리와 더불어, 정수기 외관 청소까지 맡게 되었다.

특히, 교장 선생님께서 정수기 외관에 관심을 가지셨기에 정기적인 수질검사와 함께 외관 청소에도 신경을 써야 했다.

정수기를 닦는 일은 단순히 위생을 유지하는 작업이었지만, 내가

꿈꾸던 교사의 삶과는 거리가 멀었다. 그럴 때마다

'왜 내가 이런 일을 해야 할까?'

라는 질문이 머리를 떠나지 않았다. 교사로서의 정체성은 흔들렸고, 무력감은 점점 깊어졌다. 보건실에서의 역할은 중요했지만, 종종 소외되거나 비중이 낮게 여겨지는 현실이 나를 힘들게 했다. 특히, 보건실은 학생들이 필요할 때만 찾아오는 공간이었기에 대기와 응대가 주된 역할이 되었다. 이러한 수동적인 환경은 내 열정과 에너지를 발산할 기회를 제한했다.

수업에 대한 열망은 여전했지만, 교사로서의 역할이 수동적이고 제한적으로 느껴졌다. 나는 더 적극적이고 주도적인 사람이 되고 싶었고, 보건 수업에 대한 열정을 되살리고 싶었다.

이러한 답답함 속에서 나는 학교 밖 연수를 찾아 나섰고,

'고양시 중등 보건 교과 연구회'를 만나게 되었다.

이 모임은 단순히 새로운 지식을 배우는 것을 넘어, 나에게 주체적인 교육자로서의 가능성을 열어주었다. 수업에 대한 열정을 되살

리고, 보건교사로서의 역할을 재정립할 수 있는 계기를 마련해 주었다. 연구회에서의 배움은 내가 단순히 보건실에서 대기하는 교사가 아닌, 학생들에게 적극적으로 다가가 건강을 이야기하는 교육자로 성장할 수 있는 길을 제시해 주었다.

'도깨비 연구회'는 나에게 도전과 깨달음을 주었고, 비상의 발판이 되었다. 도깨비 연구회는 단순히 공부하고 자료를 공유하는 곳이 아니었다. 그곳은 수업에 열정을 가진 보건교사들이 모여 함께 배우고, 배움을 성찰하며 성장해가는 공간이었다.

연구회에서 우리는 학교 현장에서 적용할 수 있는 교육 방법을 배우고, 각자의 경험을 나누며 어려움을 함께 해결해 나갔다.

2014년부터 매년 참여한 이 연구회는 보건교사로서의 역량을 강화하는 데 큰 도움이 되었다. 드라마 기법, 하브루타 토론, 교육연극, 독서토론, 중독 예방, 메타버스 등 다양한 주제의 연수와 활동을 통해 보건교육에 대한 깊은 이해를 쌓았고, 이를 학생들에게 효과적으로 전달할 수 있는 방법을 배웠다.

특히 성교육은 보건교육에서 빼놓을 수 없는 부분이었다.
연구회를 통해 TV 광고나 뮤직비디오 등 미디어 콘텐츠가 청소년들에게 왜곡된 성의식을 심어줄 수 있다는 점을 알게 되었다. 상업적인 미디어는 종종 성을 상품화하거나 비현실적인 기준을 제시하며, 건강한 관계의 중요성을 잊게 만들 수 있었다.

미디어의 영향을 비판적으로 분석하고, 학생들이 건강한 관계를 형성할 수 있도록 교육하는 것이 보건교사의 중요한 역할임을 깨달았다. 성교육뿐만 아니라 흡연 예방과 약물중독 예방 교육에서도 연구회에서 배운 내용을 적극 활용했다.

"보건실에서 치료만 할 것인가?
아니면 학생들을 위해 더 많은 일을 할 것인가?"

이 질문에 대한 답을 찾기 위해, 나는 주어진 환경에 안주하지 않고 연구회에서 배운 것을 보건실과 학교 현장에 적극 활용하기 시작했다.

메타버스 연수에서 배운 '게더타운 방 탈출 게임'을 활용하여 흡연 예방 교육을 진행했고, 뇌 중독을 주제로 약물중독 예방 수업을 실시했다. 이러한 노력은 내가 수동적인 역할을 넘어, 스스로 기회를 만들어가는 주도적인 교사로 변하는 계기가 되었다.

도깨비 연구회는 나에게 새로운 자극과 동기를 제공했다.

학교에서는 보건교사라는 직책 특성상 의견을 적극적으로 개진하기 어려울 때가 많았지만, 연구회에서는 동료 보건교사들과 자유롭게 의견을 나누고 협력하며 생각을 표현할 수 있었다.

연구회에서 팀장과 총무로 활동하며 자신감과 리더십을 키울 수 있었고, 소통 능력도 한층 향상되었다. 이곳은 단순한 개인의 성장을 넘어, 타인과의 관계와 공동체의 중요성을 깨닫게 해준 공간이었다.

호시노 미치오의
『알래스카, 바람 같은 이야기』에 이런 구절이 있다.

"누군가를 만나고 그를 좋아하게 되면 풍경은 비로소 폭과 깊이를 띠게 된다."

누군가를 만나고 좋아하면 인생이 넓어지고 깊어진다.
도깨비 연구회에서 만난 선생님들은 나를 움직이고, 대화를 나누며, 내 생각을 단단하게 만들어준 멘토들이다. 그들과 함께 성장하며 나는 새로운 에너지를 얻었고, 삶의 폭과 깊이를 더하게 되었다.

도깨비 연구회는 잠자고 있던 나의 열정을 깨워주었다.

  그곳에서 얻은 경험은 나를 더 주도적이고 적극적인 교사로 변화 시켰다. 이제 나는 학생들의 신체적 건강을 넘어 전반적인 삶의 질을 높이는 데 힘쓰고 있다.
모든 순간은 학생들과 함께 성장할 기회임을 깨달았고, 그들과 함께 더 나은 미래를 향해 나아가고 있다.

  도깨비 연구회는 나를 변화시킨 소중한 공간이며, 앞으로 보건교사 로서의 길에 큰 힘이 될 것이다.

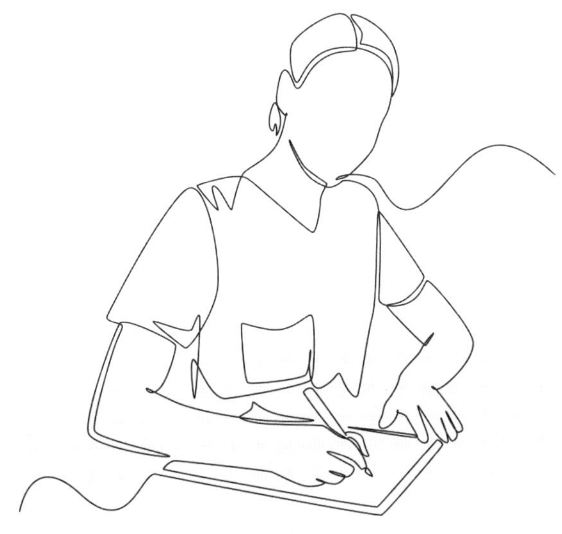

도깨비와 함께한 배움의 길

안규행

긴 휴직을 마치고 학교로 돌아왔다.
오랜만에 일을 시작하는 설렘과 긴장이 뒤섞인 기분이었다.
익숙한 환경에 대한 안정감도 있었지만, 한편으로는 초임 시절 겪었던 어려움들이 떠올랐다. 첫 발령지였던 고양시에서 가장 큰 초등학교에서 홀로 보건교사로 일하던 때, 낯설고 버거운 경험들이었다.

그 시절 고양학교보건교육연구회(이하 연구회)의 도움 덕분에 보건교사로서 첫걸음을 제대로 뗄 수 있었고, 학교 밖 전문적 학습공동체에 참석하며 동료 교사들과 교류하며 배움과 버팀목을 얻었었다.

복직 후 첫 학기를 정신없이 보내고 새 학기를 준비할 무렵, 연구회에서 다음 해의 학교 밖 전문적 학습공동체(이하 전학공) 접수 공지가 왔다.

 '이번에는 어떤 전학공이 열릴까?'
하는 궁금함에 목록을 살펴보다,

 '성장과 힐링을 위한 보건교사를 위한 책쓰기(도깨비 글쓰기)'
라는 주제를 발견했다. 가슴이 두근거리기 시작했다.

 첫 모임에 참석하며 알게 되었다. '도깨비'는 '도전하고, 깨우치고, 비상하라'는 뜻의 약자였고, 중·고등학교 보건교사들로 이루어진 전학공이었다. 나는 이 모임의 첫 초등학교 보건교사로, 중·고등 보건교사들과 교류할 일이 없었던 나에게는 새롭지만 어색한 자리였다.

 하지만 어색함은 잠시였고, 금세 '도깨비'의 매력에 빠져들었다. 그곳은 '하고잡이들'이 모인 곳이었다. 내가 어릴 적 살던 지역에서 '하고잡이'는 현재에 안주하지 않고 끊임없이 새로운 것을 시도하는 사람을 뜻하는 말이었다. 도깨비 선생님들은 바로 그런 사람들이었다. 보건교사로서 맡은 업무를 훌륭히 수행하면서도 자기 계발과 교육 연구에 열정적으로 임하는 모습은 감탄을 자아냈다.

도깨비에서는 서로를 '작가'라고 부르며, 책 쓰기를 배우는 첫 단계로 '자판 필사'를 시작했다.

놀랍게도 대부분의 선생님들이 새벽 일찍 일어나 글쓰기에 몰두하고 있었다. 나는 스스로를 '올빼미형 인간'이라고 여기며, 밤늦게까지는 무언가를 해도 새벽에 일어나기란 불가능하다고 생각해 왔다. 하지만 도깨비 선생님들은 하루를 새벽으로 시작하며 책 쓰기에 시간을 내고 있었다.

매일 새벽, 04:30부터 자판 필사와 감상문을 업로드했다는 알림이 울리기 시작했다. 이 모습에 마음이 초조해졌다.

'나만 뒤처지면 어쩌지?
'글솜씨가 부족해서 공저에 피해를 주면 어쩌지?'

하는 걱정으로 미간에 천(川) 자가 그려졌다.

선생님들이 올린 글을 읽으며 하루하루 늘어가는 그들의 표현력과 문장력을 보며 감탄했다.

그러나 나는 남과 비교하기보다는 어제의 나와 오늘의 나를 비교하기로 했다.

도깨비 선생님들의 노력과 재능에 박수를 보내며, 나 또한 나만의 속도로 꾸준히 성실히 노력했다.

도깨비와 함께한 시간은 단순한 책 쓰기를 넘어 새로운 도전의 길이었고, 나를 성장시킨 소중한 배움의 과정이었다.

매일 감상문을 쓰고 인증하는 과정을 통해, 우리는 자연스럽게 자신의 이야기를 글에 담기 시작했다. 감상문은 단순한 글쓰기를 넘어, 나보다 인생과 교직의 선배인 분들의 삶을 엿볼 수 있는 창이 되었다. 그들의 이야기를 읽으며 내적 친밀감이 생겼고, 우리가 함께 이 일을 이루어나가고 있다는 확신이 점점 들었다.

나도 나의 이야기를 쓰기 시작하며 삶을 돌아보았다.
말로 풀어내는 것은 쉽지만, 그것을 정제된 글로 표현하는 일은 결코 간단하지 않았다. 하지만 매일 같은 고민을 하며 글쓰기를 실천하는 도깨비 선생님들을 보며, 꾸준한 연습이 글쓰기를 향상시킨다는 믿음을 가지게 되었다.

'도깨비' 선생님들처럼 나도 새벽 일찍 일어나는 습관을 들이기 시작했다. 처음에는 생활 리듬의 변화가 힘들었지만, 출근 전에 필사와 감상문을 마쳤을 때 느껴지는 상쾌함은 무척이나 신선했다.

물론 피로로 인해 일어나지 못한 날도 있었지만, 조급해하지 않았다. 글쓰기가 단기간의 성과를 내야 하는 일이 아니라, 내 삶에 자연스럽게 스며드는 과정임을 받아들였다.

'도깨비' 선생님들은 서로를 격려하고 칭찬하며, 지친 사람에게는 위로를, 앞서 나가는 사람에게는 격려를 아끼지 않는 사람들이었다. 이 따뜻한 공동체 덕분에 힘든 과정을 즐겁게 이어갈 수 있었다.

세 달 동안 매일 필사와 감상문 쓰기를 실천하자, 글에는 각자의 개성과 색이 드러나기 시작했다. 이제는 글을 보면 누가 썼는지 예측할 수 있을 정도로 모두가 자신만의 스타일을 갖게 되었다.

잘 풀리지 않는 문제에 관해서는 몇 시간이고 열띤 토론을 나누며 의견을 모았다. 도깨비의 선생님들은 '하고잡이'답게 적극적으로 나서며 집단지성을 발휘했다.
침묵과 억지 참여로 이루어지는 여느 모임과는 달리, 도깨비는 열정적으로 참여하고 실행하는 사람들이라는 점을 매번 확인할 수 있었다.

‘도깨비’ 연구회 전학공이 올해로 10주년을 맞았다.

상징적인 해에 새로운 시도를 이어가는 도깨비의 모습은 나에게 깊은 인상을 남겼다. 마침 내가 원하던 목표와 도깨비의 목표가 같았기에, 우리의 인연은 자연스럽게 시작될 수 있었다.

업무, 육아, 집안일, 그리고 자기 계발까지 몸이 몇 개라도 모자랄 정도로 바쁜 도깨비 선생님들의 모습은 나에게 많은 것을 가르쳐 주었다. 그들의 열정 덕분에 나의 삶도 심심할 뻔했던 일상을 넘어 더욱 발전하고 즐겁게 살아가는 방향으로 바뀌었다.

‘도전하고 깨우치고 비상하는 보건교사’가 되기 위해 열정을 쏟는 도깨비의 일원이 된 나 자신이 자랑스럽다.

무언가를 해보고 싶은데 어떻게 시작해야 할지 모르는 ‘하고잡이’들이여, 주저하지 말고 도깨비로 모여라!

메타버스가 던져준 교훈

김민경

Covid-19 팬데믹 이후, 보건교사는 학교에서 감염병 관리의 중심에 서야 했다. 3년간 학생들이 학교에 나오지 못하는 상황이 지속되며, 교육은 비대면 방식으로 전환되었다.

모든 교사들이 원격 수업을 익히고 변화된 교육 환경에 적응해야 했고, 보건교사도 예외는 아니었다. 감염병 관리 외에도 보건 수업, 동아리 활동, 창의적 체험활동을 맡으며 새로운 교육 도구들을 배우는 것은 선택이 아닌 필수가 되었다.

2022년, 나는 도깨비 연구회가 준비한 공모 연수 '메타버스를 활용한 보건 수업 개발과 역량 강화'에 참여하게 되었다. 이미 세상은 메타버스라는 새로운 기술로 빠르게 변화하고 있었고, 나를 포함한 연수 참여 선생님들은 그 흐름을 따라가기 위해 노력했다.

메타버스를 배우는 과정은 생각보다 훨씬 어렵고 낯설었다. 아바타를 만들고, 공간을 조작하며, 가상의 교실을 구성하는 작업은 익숙하지 않았다. 강사님의 설명을 조금이라도 놓치면 다음 과정을 따라가기 힘들었고, 매번 처음부터 다시 배우는 듯한 느낌이었다. 특히, '제페토'를 활용해 가상의 보건실을 만들던 때는 복잡한 과정에 머리가 지끈거렸다.

그럼에도 연수에 참여한 선생님들은 서로 격려하며 배움을 포기하지 않았다. 우리는

"이러니까 계속 배우는 거야"

라고 농담하며 함께 도전의 파도에 올라탔다.

연수를 마친 뒤, 나는 여전히 메타버스 프로그램을 능숙하게 다루지는 못했다. 그러나 변화를 대하는 내 태도는 완전히 달라졌다.

보건교사는 독립된 공간에서 반복되는 업무를 맡기 때문에 교육환경의 변화에 덜 민감할 수 있다. 그러나 세상은 이미 빠르게 변하고 있었고, 나는 그 흐름에서 점점 멀어질 수도 있었다. 메타버스 연수는 나에게 도전에 대한 새로운 태도를 가르쳐 주었다.

힘들게 익힌 배움이 의미를 가지려면, 그것을 유익하게 활용할 수 있어야 한다. 메타버스가 나에게 새로운 호기심을 불러일으켰듯, 게임과 디지털 환경에 익숙한 요즘 학생들에게도 메타버스는 분명 흥미로운 요소가 될 것 같았다.

비록 나는 정규 보건 수업을 담당하지 않았지만, 특별교육이나 흡연 예방 활동에 메타버스 프로그램을 활용해 보고 싶었다. 주말에는 유튜브 강의를 보며 게더타운 사용법을 독학하기 시작했다. 화면과 씨름하며 유튜브와 노트북을 오락가락하다 보니, 어느새 눈이 빨개질 정도였다.

배운 내용을 활용하기 위해, 나는 '게더타운'을 이용해 흡연 예방 활동을 위한 방 탈출 게임을 설계했다. 게임을 통해 학생들은 가상의 공간에서 단서를 찾고 퀴즈를 풀며, 흡연의 위험성을 배우게 했다. 딸과 함께 테스트한 후 학생들과 진행한 결과,

"정말 재미있었다", "다음에도 또 이런 활동을 하고 싶다"는 반응을 얻었다.

이 활동은 지역교육지원청 사업 우수사례로 선정되었고, 나는 다

른 보건교사들을 대상으로 메타버스 활용법을 강의하는 기회를 얻었다. 강의를 준비하며 내가 배운 내용을 다시 정리하고, 새로운 프로그램인 '젭(Zep)'까지 탐구하며 성장할 수 있었다.

메타버스를 배우고 가르치는 과정에서 나는 기술적인 지식뿐 아니라 중요한 삶의 교훈도 얻었다. 혼자서는 불가능해 보였던 일도, 함께라면 해낼 수 있다는 것. 그리고 변화를 두려워하지 않고 배우려는 자세가 얼마나 중요한지 깨닫게 되었다.

보건교사로서 매년 비슷한 업무 속에 도전이 필요 없다고 느낄 수도 있다. 그러나 세상은 빠르게 변하고 있고, 새로운 배움 없이는 변화에 점점 무뎌지게 된다.

독일의 철학자 요한 볼프강 폰 괴테는 말했다.
"가장 유능한 사람은 가장 배움에 힘쓰는 사람이다."

이 말처럼, 배움은 나를 어제보다 더 나은 사람으로 만들어 주고, 새로운 기회와 변화를 선물해 준다.

당신도 지금 눈앞에 놓인 새로운 도전을 시작해 보길 바란다.

나는 또다시 '굳이' 하지 않아도 되는 일에,
'그럼에도 불구하고' 에너지를 쏟는다.

그렇게 나는 그들과 함께

걷고, 함께 뛰고, 함께 웃고, 함께 울며,

그들의 반짝거리는 시간 속에서

잠시라도 함께 반짝였던 사람으로 남고싶다.

- 김다정, 『반짝이는 그들의 한 켠』 중에서

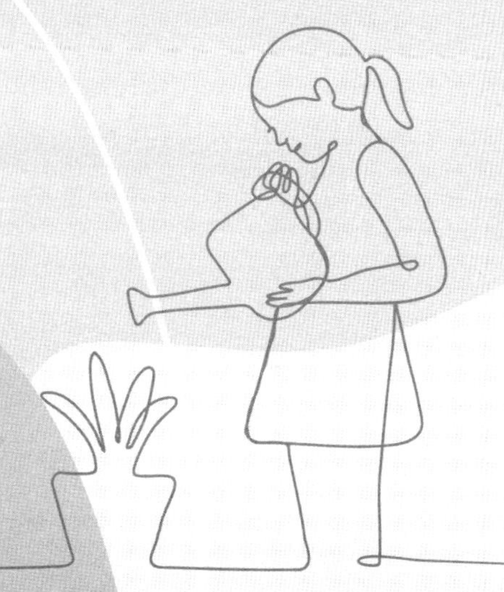

보건! 말건!

인생의 계절

김향숙

계절에 사계절이 있듯, 인생에도 사계절이 있는 듯하다.

등교 맞이를 하며 교문에서 교정을 바라보게 된다.

그럼, 자연이 보여주는 계절의 변화를 온전히 느낄 수 있다. 교문을 지나 좌회전하면 가장 먼저 반겨주는 은행나무가 있다. 한결같은 자리에서 기쁨을 주는 이 나무는 계절마다 푸른 하늘과 참 잘 어울린다.

연두, 초록, 노랑, 이렇게 계절에 따라 옷을 바꾸던 은행나무는 잎이 다 떨어져도 앙상한 가지로 찬바람을 맞으며 의연하게 버틴다. 그러다 어느새 마음을 바꾼 듯 연두빛 새싹으로 옷을 차려입고 나온다.

주차장 벽을 타고 오르는 담쟁이덩굴도 마찬가지다.

짙은 고사리 같은 넝쿨이 아기 손 모양으로 변하며 계절의 변화를 보여준다. 이렇게 자연이 더욱 가깝게 느껴지는 것은 내 인생이 가을의 한가운데에 울뚝 서면서 더 살갑게 느껴지지기 때문일 것이다. 나무와 담쟁이가 계절의 변화를 선명히 보여주는 덕에 그들 곁을 혼자 걸어도 외롭지 않다.

자연은 오히려 사색할 시간을 자주 선물해 준다.

내 인생도, 계절로 비유하자면 가을로 접어들었다.

여름으로 들어가던 시기에는 자식을 키우느라 주변을 돌아볼 겨를이 없었다. 찬란했지만 그늘만 찾아 헤매던 여름, 그 시절에는 더 이상 미련이 없다. 가을은 여러모로 알 수 없는 각고의 노력에 대한 수확물을 내게 안겨 준다. 그중 하나는 딸의 인생이 싱그러운 봄을 맞이한 것이다.

나 또한 엄마의 딸이다.

지금 엄마는 겨울나무처럼 앙상하다. 매일 진물 같은 눈물을 보이는 병에 걸리셨다. 어쩌다 이렇게 되었냐며, 엄마의 계절을 받아들이지 못하고 있다. 하지만 계절의 시작이 봄이라면,
겨울은 봄, 여름, 가을, 겨울의 모든 것을 품고 있다.

가을은 열매를 맺으며 민낯을 드러낸다.

인생의 가을 역시 수확물을 통해 자신을 들여다보게 한다.

그러나 꼭 그렇지만은 않다. 같은 가을이라도 늦여름, 초가을, 완연한 가을로 다양한 불림이 있듯 우리의 인생도 그렇지 않을까?

그래서 자연은 보여준다. 인생에서 '보는 법'을 배우고, '보여주는 것'이 얼마나 소중한지를. 가을의 엄마는 봄의 딸에게 보여준다. 마치 월동 준비를 하듯 말이다.

가을의 딸은 겨울의 엄마에게 뒤늦게 찾아온 수확물이 된다. 그렇게 우리는 서로에게 더 나은 사람이 되어 다가간다.

앞선 계절을 보며 자연과 사람에 대해 자연스럽게 생각이 깊어진다. 계절은 언제나 봄을 잊지 않고 다시 찾아오지만, 인생은 그렇지 않다.

엄마는 곧 흙이 될 것이다. 아빠처럼. 아빠가 한 줌 흙이 되어 우리 곁으로 돌아왔을 때, 결국 우리가 돌아갈 곳이 어딘지 알게 되었다.
자연이 순환하듯 우리의 인생도 전승된다는 것을 이제는 받아들인다.

비가 내린 후 교정의 나무는 더욱 초록으로 빛난다.

하지만 곧 그린스마트스쿨로 인해 교정의 나무들은 옮겨지거나 사라질 것이다. 50여 년간 한결같은 자리에서 아낌없이 내어주던 나무들이 물러나는 것이다. 인생도 새로운 계절로 조용히 옮겨간다.

나무는 언제나 햇빛을 좇아간다.

내 인생의 가을에도 햇빛 같은 존재가 다가온다. 그것이 책 쓰기이면 좋겠다. 내 겨울은 쓰고, 읽고, 또 쓰는 반복적인 시간으로 채워질 것이다. 마치 눈꽃처럼 아름다움을 뽐내며.

계절이 다시 돌아오듯,
인생의 사계절은 책 속에서 살아 숨 쉴 것이다.

엄마의 된장국　　　　　　　　　　신미숙

　며칠 전, 퇴근 후에 결혼해 서울에 사는 딸에게서 전화가 왔다. 주말도 아닌 평일 저녁에, 딸과 사위가 갑자기 집에서 저녁을 먹고 싶다고 했다. 밖에서 한 끼 사 먹으면 더 편할 텐데, 딸아이는 굳이 엄마의 집밥이 먹고 싶다며 집으로 오겠다고 했다.

　나는 방금 퇴근해서 마트에 들를 여유도 없었지만, 냉장고를 열어보니 다행히 감자 몇 알과 두부 한 모가 있었다. 다시마와 멸치로 우려 낸 국물에 감자와 두부, 청량고추를 송송 썰어 넣고 얼큰하게 된장국을 끓였다. 딸아이는 청량고추가 들어간 약간 매콤한 된장국을 좋아한다. 그렇게 정신없이 된장국과 김치, 풋고추 몇 개를 곁들여 소박한 저녁 식사를 차렸다.

　얼마 후, 딸아이가 도착했다. 식탁에 앉기도 전에, 집 안을 가득 채운 된장국 냄새를 맡고 딸아이가 탄성을 질렀다.

"흐~음, 엄마. 이 된장국이 너무 먹고 싶었어요. 살 것 같아요."

딸아이는 된장국 한 그릇에 밥 한 공기를 뚝딱 해치웠다.
사위도 맛있게 먹으며 연신 고개를 끄덕였다. 그저 된장국일 뿐인데, 딸아이가 이렇게 감격스러워하며 '살 것 같다'고 말하는 이유는 뭘까? 문득, '네가 정말 힘들었구나'라는 안쓰러움이 가슴 깊이 밀려왔다.

딸아이는 서울에서 고등학교 교사로 일하고 있다.

올해 처음으로 고3 담임을 맡았다는 딸은, 개학 이후 책임감과 바쁜 업무에 쉼 없이 달려왔을 것이다. 고3이라는 시기가 얼마나 무거운지 알기에, 그 부담이 딸아이를 얼마나 지치게 했을지 짐작이 갔다.

몸과 마음이 지쳐 쉼이 간절히 필요했을 때, 딸아이의 마음속에 떠오른 것은 바로 '엄마의 된장국'이었다.

이 된장국은 단순히 한 끼를 채우는 음식을 넘어, 딸아이에게는 위로와 안식 그 자체였다. 어쩌면 세상 그 무엇과도 비교할 수 없는, 소중한 따스함을 담고 있었기에 딸은 그것을 찾았던 것이다.

나도 '엄마의 된장국'을 간절히 그리워했던 시절이 있었다.

결혼 후, 남편이 군 입대를 하면서 나는 시댁에서 시부모님과 함께 살게 되었다. 남편과 내가 갓 대학을 졸업했을 당시, 시어머니는 많이 편찮으셨다. 그래서 우리는 서둘러 결혼을 했고, 남편은 시어머니의 건강 문제로 미뤄왔던 입대를 더 이상 미룰 수 없었다.

그렇게 나는 남편 없이 시댁에서 홀로 생활해야 하는 상황에 처했다.

그 시절, 나는 수없이 많은 날을 눈물로 지새웠다.

'엄마의 된장국'이 그리워 견딜 수 없었다.

사실, 내가 그리워했던 것은 단순히 된장국이 아니었다. 시집살이로 인한 긴장감에서 벗어나고 싶은 마음, 엄마의 품에서 느낄 수 있는 편안함과 위로를 간절히 원했다.

'엄마'라는 단어만 들어도 위안이 되고, 그리워 눈물이 나던 그런 시절이 있었다.

'엄마의 된장국'은 단순한 음식 이상의 특별한 의미를 가지고 있다. 엄마가 주는 푸근함, 언제든 달려가도 이유 없이 나를 있는 그대로 받아주는 너그러움. 엄마는 나를 너무 잘 알기에 꾸미거나 설명할 필요 없이 상처받고 지친 마음을 온전히 감싸주는 사랑을 주었다.

여기에 내 입맛에 딱 맞는 익숙한 된장국까지 더해지니, 이보다 더 완벽한 위로가 있을까.

딸아이가 "엄마의 된장국이 미친 듯이 그리웠다"고 말했을 때, 나는 그 말 속에 담긴 진심을 느낄 수 있었다.

아마 딸아이가 그리워했던 것은 된장국 그 자체라기보다는, 그 된장국을 통해 전해지는 엄마의 사랑과 위로였을 것이다.

그리고 그 사랑과 위로는 지치고 힘든 딸아이의 마음을 따뜻하게 어루만져 주었을 것이다.

우리 모두는 인생을 살아가며 '엄마의 된장국' 같은 위로와 안식이 필요하다. 세상이 아무리 냉혹하고 힘들어도, 언제든 돌아갈 수 있는 따뜻한 곳이 있어야 한다. 만약 우리가 서로에게 '엄마의 된장국' 같은 존재가 된다면, 세상은 조금 더 살만한 곳이 될 것이다.

나는 내 딸아이에게뿐만 아니라, 보건실을 찾아오는 학생들에게도, 그리고 내가 만나는 모든 사람들에게도 '엄마의 된장국' 같은 위로와 사랑을 전하고 싶다.

그 시절,
나에게 미처
하지 못한 말

박남일

도깨비를 비롯하여 나를 아는 사람들은 나의 말발이 좋다고들 얘기한다. 맞다, 나는 말 잘하는 보건교사다.

내가 옳다고 생각하면, 그 가치를 뒷받침할 법적 근거와 판례들을 조사해 철저히 준비한 뒤 내 주장을 펼친다.

이 정도로 준비하니 웬만해서는 나를 이길 수 없다. 다만 권력으로 찍어누르는 경우를 제외하고는. 이런 모든 과정이 내가 생각하는 '주장'이다.

수업 준비도 마찬가지다.

생각 열기부터 본 수업까지는 교과서나 자료가 풍부하니 부지런히 읽고 수집하면 큰 어려움 없이 준비할 수 있다. 하지만 언제나 '마무리'에서 멈칫하게 된다. 지식과 교사의 가치 판단을 정리하고, 이를 학생들의 수준에 맞게 정제된 언어로 전달하는 일이 그리 쉽지만은 않다.
　그래서 고민이 깊어지는 순간이 많다.

　단 한 문장을 완성하기 위해 며칠을 고민했던 적도 있다. 수업 중 몇 초 만에 지나가는 찰나의 한마디를 위해 이렇게까지 시간을 들이는 것이다. 공개 수업이든 일상 대화든, 이런 나를 보고 사람들은 말발 세고 자기주장이 강하다고 평가한다.

　그러나 나는 처음부터 그런 사람이 아니었다.
　정여울 작가의 「그때, 나에게 미처 하지 못한 말」을 읽고 나니 잊고 있던 어린 시절의 내가 떠올랐다.

　20대 후반까지도 나는 사람들 앞에서 제대로 내 생각을 전달하지 못했다. 상대와 대화하다 막히면 가슴만 답답해진 채 집으로 돌아와 잠 못 이루는 날이 많았다.

　'그 순간에 이렇게 말했어야 했는데...'

하고 후회하거나,
　'다시 그런 상황을 마주치게 된다면 꼭 이렇게 말해야지.'

하며 다짐을 반복했다.

조금 더 어린 시절로 돌아가 보면, 항상 울고 있는 내 모습이 떠오른다. 무슨 이유에서인지 늘 엄마를 찾으며 울었다.

성인이 된 후 사촌이 내게 이런 말을 한 적이 있다.

"이제는 안 우나?"
"내가 언제 울었나?"
"야! 말도 마라, 내가 볼 때마다 너는 항상 울고 있더라.
 그것도 하루 종일. 그래서 네 별명이 매미잖아!"
"…"

어린 시절 나는 엄마가 눈에 보이지 않으면 울곤 했다.
엄마가 화장실에 들어간 동안 치맛자락을 붙잡고 밖에서 기다릴 정도로 엄마에게 집착했다. 가족들이 반대하는 내 주장을 펼치려 해도, 목이 메고 눈물부터 쏟아져 결국 말도 못 하고 끝났다.

이런 나를 가족들은 무척 싫어했다.

그러던 내가 변한 계기는 충격적인 사건이었다.
중학교 3학년 겨울방학, 엄마가 갑작스럽게 돌아가셨다.

'하늘이 무너진다'는 말이 어떤 의미인지 그때 알게 되었다.

나뿐 아니라 엄마를 유독 따르던 여섯 남매 모두가 말수가 줄었고, 엄마가 하던 일들은 언니와 내가 나눠 맡았다.

세탁기가 없던 시절, 마당의 수돗가에서 손빨래를 하며 학교에 다녔다. 그 후 집에 '금성 백조 세탁기'가 생긴 기억이 난다.

집안일 자체는 큰 문제가 아니었다. 그러나 내가 불러도 대답 없는 엄마의 부재는 나를 혼자서 스스로 일어서게 했다.

나의 일을 다른 가족들에게 맡기지 않겠다는 생각이 저절로 들었고, 그렇게 나는 철이 들었다. 스스로 모든 일을 해내니 언니 오빠들도 기특해하면서도 마음 아파했다. 특히 막내였던 내가 엄마의 알뜰한 사랑을 받았기에, 그들은 마치 나를 돌보는 것이 엄마에 대한 예의라고 생각하는 듯 나를 더 세심히 챙겼다.

엄마가 살아 계시던 시절, 나는 언니 오빠들에게 당연하게 미움을 받곤 했다.

"엄마가 다 받아주니까 쟤가 저러는 거야."

“엄마가 시장 가시거나 여행 가시면 두고 보자.”

이런 벼르는 말들은 일상이었고, 나는 그야말로 집안의 문제아였다.

방학 숙제마저 공부 잘하는 언니 오빠들이 대신해주는 일이 다반사였다. 개학이 코앞인데도 숙제는 손도 대지 않은 채 놀거나 엄마만 졸졸 따라다니기 일쑤였으니, 얼마나 한심하게 보였겠는가. 그랬던 내가 숙제 문제로 끙끙대다 울음을 터뜨리면, 언니 오빠들의 답답함과 미움은 더욱 커졌을 것이다.

그럼에도도 불구하고, 나를 가장 많이 챙겨주었던 이들도 바로 언니 오빠들이었다. 어린 나이에 엄마의 사랑이 끝난 것을 안타까워하며, 그들은 나를 각별히 보살펴 주었다. 그리고 현재까지도 나는 언니들의 내리사랑을 받고 있다. 이제는 내가 언니들을 챙겨줄 나이가 되었지만 말이다.

그 시절, 미처 하지 못한 말들이 떠오를 때마다 마음 한구석이 먹먹해진다. 엄마에게 전하지 못했던 수많은 말들과 어린 나 자신에게 건네지 못한 위로가 여전히 내 안에 남아 있다.
나는 왜 그렇게 자주 울었을까?

그런 내가 이제는 말 잘하는 여자가 되었다.

마이크가 내 손에 쥐어지면, 마치 적정 온도로 익은 옥수수 알갱이가 팝콘으로 터지듯 적재적소에 맞는 단어들이 쏟아져 나온다.

그러나 이는 후천적 노력의 결과다. 타고난 재능이 아니라 꾸준한 연습과 마음의 근육을 단련한 덕분이다. 독서를 통해 내면을 채우고, 말하기 연습으로 다듬어진 결과다. 마음이 단단해지면 필요한 순간, 적절한 단어가 자연스레 떠오르기 마련이다.

방송계에서 오래 살아남는 연예인들 중에서도 독서를 즐기는 이들이 많다. 그들의 말투와 태도는 티가 나며, 생방송처럼 돌발 상황이 많은 무대에서도 탁월한 대처 능력을 발휘한다.

이는 단순히 대본을 외우는 것만으로는 따라갈 수 없는 깊이에서 비롯된다. 김〇동, 송〇이, 유〇석 같은 이들이 그 좋은 예다.

지금의 내가 좋다.

말하고 글을 쓰는 일에서 즐거움을 느끼는 내가 마음에 든다.

물론, 대화 중에 무심코 튀어나오는 경상도 사투리는 어쩔 수 없지만 말이다. (웃음)

허기

박남일

　나는 60년대생이다.
그 시절, 모두가 어려운 형편에 허덕이던 때, 나는 넉넉하지 못한 집안의 막내딸로 태어났다. 아버지는 '남존여비' 사상이 투철한 분이셨다. 딸에게는 어떤 혜택도 허락되지 않았다. 하지만 그렇다고 아들들에게마저 풍족한 지원을 해줄 형편은 아니었다.

　아버지의 말 한마디 한마디에는 늘

'여자가 무슨...'

이라는 말이 따라붙었다.
　그 말은 어린 내게 폭력처럼 아프게 다가왔다.
반항은커녕 대꾸 한 번 하지 못했던 나는 그저 조용히 참고 삼키는 성격이었다.

대학을 졸업하고 취업하면서 경제적 여유가 생기자, 나는 핸드백 수집을 시작했다. 하지만 이는 취미나 단순한 즐거움을 위한 것이 아니었다. 마음에 드는 가방을 발견하면 발걸음이 멈췄고, 피가 거꾸로 도는 듯한 강렬한 느낌에 사로잡혔다.

결국 그 가방을 집으로 데려와 '영접'하곤 했다.
그렇게 하나둘 모으다 보니, 어느새 수집이 되어 있었다.

곰곰이 생각해보면, 가방에는 내 삶의 아킬레스건 같은 아픔이 숨어 있다. 초등학교에 입학하던 때로 거슬러 올라가 보자.

언니와 오빠로부터 이름 쓰기와 숫자 쓰기를 배우며 설렘을 품었지만, 부모님은 책가방을 사주지 않으셨다. 학생이 되면 누구나 갖고 싶어 하는 책가방이었지만, 아버지의 눈치를 보느라 아무도 가방 이야기를 꺼내지 않았다.

그럼 나는 학교에 책을 어떻게 가져갔을까?
나는 판·검사도 아닌데, 보자기에 책을 싸서 가지고 다녔다.
튼튼한 보자기에 책을 돌돌 말아 허리나 어깨에 걸친 채 학교를 다녔다.

그러던 어느 날, 나는 생애 처음으로 떼를 쓰기 시작했다.

“가방 사주세요!”
부모님도 내가 무리한 요구를 하는 게 아니라고 생각하셨던 것 같다. 학생에게 책가방은 필수라는 걸 아셨을 테니까.

드디어 장날, 아버지가 나를 데리고 가방을 사러 갔다.
나는 미리 마음에 두었던 예쁜 백팩을 고르고 싶었다. 하지만 아버지는 문방구를 지나, 시장에서 팔고 있는 손가방을 고르라고 하셨다. 목이 메어 아무 말도 나오지 않았고, 울고 싶었다.

하지만 그 자리에서라도 가방을 고르지 않으면, 영영 가방 없이 학교를 다녀야 할 것 같았다. 그래서 결국 아무 가방이나 골랐다. 어린 가슴에는 아버지에 대한 미움이 가득 차기 시작했다.

그 미움은 마치 장미꽃의 가시처럼 마음속 깊이 퍼져나갔다.

그 와중에 아버지는 막내딸인 나를 애틋하게 여겼던 것 같다. 형편이 조금 나아졌을 무렵, 아버지는

“바이올린 배워볼래?”

"롤러 스케이트장에 갈래?"

같은 제안들을 해오셨다.
하지만 나는 아버지를 좋아하지 않았기에 대답은 언제나

"아니요"였다.

바이올린 레슨비가 얼마나 비싼데, 책가방 하나 제대로 사주지 못했던 아버지를 용서할 수 없었다.
내 마음속 원망과 미움이 항상 앞섰다. 초등학교, 아니 그 당시에는 '국민학교'라 불리던 시절이었다.

1학년이었던 내가 느꼈던 아픈 마음은 성인이 되어서도 부작용으로 나타났다. 쇼핑을 하거나 길을 걷다, 예쁘게 전시된 핸드백이나 누군가 내가 좋아하는 스타일의 핸드백을 들고 있는 모습을 보면 발걸음이 멈추거나 피가 서꾸로 도는 듯한 깅렬한 감정이 밀려왔다.

그날 당장 그 핸드백을 가져오지 못하면, 그것은 내 기억 속에 오래 남았다. 시간이 지나 결국 그 가방을 집으로 데려와야 직성이 풀렸다. 저렴한 가방에서부터 몇백만 원을 호가하는 명품까지, 크고 작은 다양한 모양의 핸드백들이 그곳에 자리 잡았다. 바라보기만 해도 뿌 듯했고, 마치 밥을 먹지 않아도 배부른 느낌이 들었다.

그 순간의 만족감은 어린 시절 나의 아킬레스건, 가방에 대한 허기 를 채우려는 마음에서 비롯된 것이었다.

하지만 나이가 들면서 나는 그 허기로부터 벗어났음을 깨달았다. 어린 시절 가방 때문에 품었던 아버지에 대한 미움도 점차 연민으로 바뀌었다. 지금 내가 가장 자주 들고 다니는 가방은 여러 개 중에서도 단순하고 실용적인 에코백이다.

자주 사용하지 않는 가방들은 주변 사람들과 나누기도 했고, 이제 는 애정이 깊은 몇몇 가방만 남겨두었다. 또 한 번 정리할 계획도 가 지고 있다.

성인이 된 지금, 어린 시절 느꼈던 허기는 더 이상 남아 있지 않다. 치열하게 살아온 덕분에 하고 싶었던 버킷리스트도 어느 정도 실현 할 수 있었다. 이제 은퇴를 앞두고 책 쓰기 연습을 하며 마음의 근육 도 키우는 중이다. 평생 직업이라 부를 만한 새로운 일을 가지게 될 것 같은 기대가 든다.

이제,
작별을 고합니다

임광자

선생님과 나는 얘기하다 울다가를 반복했다.

수화기 너머 선생님의 목소리는 흔들리고 있었고, 말은 중간중간 끊어졌다.

"의사가 남편 상태를 '말기암 환자'에서

'임종을 앞둔 환자'로 바꿔서 체크했어요..."

그 말에 나는 머리가 쭈뼛 서는 것을 느꼈다.

"호스피스 병동도 알아보라고 하는데...

이제 마지막이라는 뜻이죠?"

"아... 의사가 그런 말을 했어요?"

나는 달리 무슨 말을 해야 할지 찾지 못했다.

"병원에서 9월에 예약된 표적 항암치료는 못 할 것 같다고
하는데... 이게... 이제는..."

선생님은 흐느끼며 말을 이어갔다.

"그런데 남편은 사회복지사의 설문에 '치료에 희망적이다'를
체크했어요. 그래서, 그래도 예약된 표적 항암치료는 하려고요."

선생님의 마음은 목소리보다 더 흔들리고 있었다.
선생님은 남편이 '임종을 앞둔 환자'라는 의학적 진단과, 남은 치
료에 희망을 품은 남편의 모습을 동시에 마주하고 있었다.

또한, 질문조차 어려울 정도로 냉랭한 의료진 앞에서 해결되지 않
는 궁금증과 억눌린 감정들에 홀로 싸우고 있었다.

남편의 임박한 죽음에 대한 두려움과 거부감, 지속적인 치료에 대
한 희망과 고통이 얽혀 있었다. 친절한 설명도, 위로도 받지 못하는
서러움 속에서 선생님은 홀로 있었다.
마치 비바람을 맞으며 발가락을 움켜쥔 작은 새처럼.

나는 말하고 싶었다. 남편과 아내, 아버지와 아들이 이별을 준비할 수 있도록 호스피스 병동으로 옮기시라고. 그곳에서 온 가족이 사랑을 얘기하여, 고결하고 아름다운 이별을 맞이하시라고.

선생님과의 통화는 미래의 이별을 고민하게 했고. 나를 아버지와의 이별로 돌아가게도 했다.

"준비하자. 결혼을 준비했듯, 이별도 준비하자."

하이데거는 '죽음만이 확실한 가능성이다.' 라고 하지 않았던가. 반복적으로 이야기해 이성의 끈이 끊어질 때도 몸이 기억하도록 하자고. 세상과의 마지막이 오기 전에 지인들에게도 '사랑했노라' '고마웠노라', 작별 인사를 하자고 했다.

그리하여 마지막 가는 날에는, 다정하고 행복했던 시간에 미소 지으며 긴 여행의 캐리어를 정리하듯, 미소 짓는 고결한 이별을 하자고 남편과 약속했다.

8월 마지막 날 해가 떨어질 무렵, 남편과 나는 우리의 아지트 '쎄싸미'에 자리 잡았다.

‘참깨처럼 고소하고, 사랑스럽고 예쁜 사람들과의 공간’

이라는 뜻으로, 가족들이 모두 참여하여 지은 이름이다.
쎄싸미로 들어온 실바람이 보라색 라벤더와 파란 로벨리아를 살랑
인다.

‘어느 일요일 이른 아침, 이곳에서 우리는 음악을 들으며 차를 마
시고, 시를 읊기도 했지.또 어느 까만 밤, 노란 조명 아래에서 온
가족이 영상통화로 치맥을 즐기기도 했고...’

실바람에 가족과 소중했던 순간들이 함께 실려 온다.
소중한 시간을 함께하는 것은 이별도 끝내 고결하고 아름답게 할
것이라 믿어본다.

첫 아이가 태어난 지 한 달도 채 되지 않았을 때, 친정아버지는 시한
부 선고를 받으셨다. 두어 번도 다시 만나지 못한 채, 나는 병원 주치
의로부터 아버지가 돌아가셨다는 연락을 받았다. 4시간 만에 지방
병원에 도착했을 때, 주변은 암흑천지였고, 오로지 전화 부스만이 밝
은 빛을 내고 있었다. 그 빛을 향해 내리는 이슬비에 세상은 멍해지
도록 고요했다. 부스 안에서 엄마의 목소리만 새어 나왔다.

"어무이요! 병혀이 아부지 떠났니더."

라며, 울먹이던 엄마의 목소리만.
친정아버지는 가시는 날까지 진단명을 모르셨고, 우리는

'고마웠다.' '수고했다' 라는 감사의 인사도, '힘들었죠?'
라는 위로의 인사도 전하지 못했다.

'잘 지내라' 라는 인사도 없이, 아버지는 어디로 가는지도 모르는
길을 떠나셨다. 삼십 년 전엔 죽음과 존엄을 한 자리에 두고 생각하
지 못했던 것 같다. 이별은 그렇게 아프고 서글프기만 했다.

지금도 시도 때도 없이 아무 때나 떠오르는 아버지와의 추억에 이
내 코끝이 시큰거리고 눈이 빨개진다.

누가 볼세라 얼른 고개를 돌려 눈물을 훔치지만, 빨간 얼굴과 또 금
세 고이는 눈물은 감춰지지 않는다. 이기적이게도 애들 클 때는 잊
고 있었나 보다.

애들 독립의 시점인 지금, 내 생활에 여유가 생기니, 친정아버지 가
신 지 삼십 년인 지금에 와서야, 미뤄둔 애도를 하나보다. 참 못된 것.

아버지! 중3 때

'꿈이 뭐냐?'고 물으셨던 그 이후로 저는 꿈을 구체화했고, 지금은 꿈을 이뤄 보건교사로 활약하고 있어요.

중2 늦가을 해 질 녘, 아버지와 호흡 맞춰 나무 꼭대기에 있는 빨간 홍옥을 따고 받던 일, 초등학교 4학년, 구두를 사주시겠다고 학교로 오셨던 일... 모든 추억이 따듯하기만 합니다.

아버지! 엄마는 여전히 목소리도 크고 웃음도 많으셔요. 요즘엔 여행에 재미를 붙이셨어요. 훗날 하늘나라 여행에서 만나시면 얼마나 즐거웠는지 얘기 들어보세요. 우리 삼 남매는 여덟 식구를 더 늘려 애정 넘치는 가정을 가꾸며 잘 지냅니다. 그러니, 아무 걱정 마시고 아버지도 편히 쉬세요.

...
아버지! 감사했습니다.
...
이제, 작별을 고합니다.
아버지! 안녕히 가세요!

호칭의 재발견

김다정

“선생님!”

익숙한 소리에 무의식적으로 고개를 돌린다.

이 호칭은 지난 열여덟 해 넘게 내가 살아온 길 위에 늘 함께해 온 이름표 같았다.

“막내야.”, “자기야.”, “엄마.”,

“김다정 간호사.”, “김다정 선생님.”

그리고 “학생”이었다가, “아가씨”였다가, 지금은

“아줌마” 혹은 “사모님”으로 불리고 있다.

호칭이 어색하게 느껴질 때가 있다.

그것은 내 삶에 변화가 생겼다는 증거이다.

호칭은 늘 내가 처한 새로운 상황을 보여주는 지표였다.

 아직 낯선 변화에 적응하지 못한 과도기적 순간을 호칭이 먼저 알려준다.

 연애 시절, 서로를 "자기"라 부르며 쑥스러워 웃었던 기억.

 첫 직장에 들어가 "김다정 간호사"라 불릴 때 느꼈던 뿌듯함.

 아이가 태어나 "엄마"라는 이름으로 불릴 때의 감격과 책임감.

 "며느리야"라는 호칭에 담긴 낯설음과 무게감.

 "아줌마"라는 소리를 들으며 현실을 부정하고 싶었던 순간.

 그리고 "보건쌤"으로 불리며, 드디어 내가 꿈꾸던 보건선생님이 되었다고 느낀 순간까지.

 호칭은 그저 이름을 부르는 말이 아니라, 그 순간 나의 삶과 역할을 비추는 거울이었다. 호칭이 하나씩 더해지고 바뀔 때마다, 내 삶은 또 다른 변화를 맞이했다.

 얼마 전, 나를 처음으로 "보건쌤"이라 불렀던 첫 제자들과 만났다. 종종 연락하며 모이는 다섯 명의 제자들 중 이번에는 관주의 결혼식에서 만남이 이루어졌다. 가장 먼저 결혼한 진석이는 올해 첫째 아이가 초등학교에 입학하면서 학부모가 되었고, 용진이는 세 살 난 선우의 아빠였다.

결혼식장에서 용진이는 선우를 내 옆에 앉혔다.
아니, 앉혀졌다. 아이를 좋아하는 나를 위한 그의 배려였다. 그러나 선우는 용진이의 품에서 좀처럼 떨어지려 하지 않았다. 그러다 문득 궁금해졌다.

"용진아, 선우는 나를 뭐라고 불러야 하니?
아줌마라고 하기엔 너무 남 같고, 이모라 부르기엔
내가 양심이 없고, 그렇다고 선생님이라 부를 수도 없잖아."

한참을 고민하던 용진이가 웃으며 말했다.

"할머니죠, 할머니!"
"엥?"
어처구니없으면서도 묘하게 설득되었다.
"나 이제 할머니야?"
내가 되묻자, 용진이와 그의 부인이 크게 웃었다.

아직 낯을 가리는 선우는 여전히 나를 경계하고 있었다.

이때, 내가 꺼낸 비장의 무기 뽀로로 밴드!
여기저기 붙여주며 환심을 산 뒤, 나도 모르게 이렇게 말했다.

"선우야, 할머니한테 올래?"

두 손을 펼치며 말하는 내 모습이 어찌나 자연스러운지, 나도 놀랐고 용진이도 놀라며 눈이 마주쳤다. 우리는 한참 동안 웃었다.
뒤에서 지켜보던 진석이가 덧붙였다.

"쌤, 너무 자연스러운 거 아니에요?"

그 말을 들으니 정말 자연스럽긴 했나 보다. 순간 나는 선언하듯 말했다.

"그냥 할머니는 좀 억울하니까, 예쁘고 젊은 할머니 해야겠다!
선우야, 예쁘고 젊은 할머니한테 올래?"

그 말을 듣고 선우가 내게 와주는 순간, 나는 속으로 작은 승리감

을 느꼈다. 열여덟 해를 함께한 제자들

"너희가 올해 서른둘? 서른셋?"
"서른넷입니다, 선생님."
"내가 너희를 처음 만난 게 스물아홉이었는데, 이제 너희가 그때의 나보다 더 많아졌네. 무려 열여덟 해를 함께 했구나."
"이제 같이 늙어가는 거죠, 쌤."

결혼식장에서 식사를 하며, 아이들과 함께했던 지난 시간을 곱씹어보았다.

"다정쌤~"

스물아홉, 첫 부임 학교에서 열여섯 살 꾸러기 아이들이 나를 그렇게 불렀다. 호기심 가득한 아이들은 보건실을 수시로 드나들었다. 아픈 곳을 찾아내려는 연기를 하거나, 보건실을 수업의 도피처로 삼으려는 속셈이 훤히 보였다.

나는 진심을 담아 대처했지만 어설펐고, 용감했지만 때로는 무모했다. 유리창을 깨고 팔등에 유리 조각이 깊이 박혔던 용진.

가출 후 갈 곳이 없다며 연락했던 진석.

오토바이를 타다 다쳐 입원했던 관주.

여기저기 싸움에 휘말렸던 종민.

중국 유학 중에도 방학이면 어김없이 합류했던 동훈.

그러던 어느 날,

"김다정 선생님이신가요?"

"네."

"저는 강화파출소 000순경입니다. 다름이 아니라,

00중학교 박용진, 김대영, 박종민 학생들 아시죠?"

"네."

아이들이 오토바이를 훔쳐 무면허로 동막해수욕장까지 왔다는 것
이다. 순찰 중 발견돼 파출소로 데려왔고, 신원 확인 후 데려가라는
요청이었다. 순경은 아이들이 부모님의 연락처 대신 내 번호를 알려
줬다고 했다.

나는 학생부 선생님께 연락해 상황을 공유한 뒤, 강화파출소로 향
했다. 파출소 안쪽, 진흙투성이가 된 아이들이 쪼르륵 앉아 있었다.

어떤 녀석은 고개를 푹 숙였고, 또 어떤 녀석은 밝게 인사를 했다.

'하! 이 순간에 반갑게 인사를 하다니...'

나는 순경에게 연신 죄송하다는 말과 감사의 인사를 전하며 아이들을 데리고 나왔다.

저녁을 먹인 뒤, 한 명씩 집으로 데려다주며 부모님께 직접 상황을 설명했다. 그날 이후 학교는 아이들의 징계와 보건교사의 생활지도 월권 문제로 한동안 시끄러웠다.

방황하던 아이들의 모습 속에서 나 또한 흔들렸고, 아이들과 함께 성장했다.

진석이는 몇 년 전 자동차 딜러를 그만두고 식당을 개업했다. 이제는 어엿한 "사장님"이 되었지만, 아르바이트생이 자신을 "사장님"이라 부르는 게 어색하고 싫다며 "형"이라고 부르라 했단다. 그런데 정작 아르바이트생은 이를 망설인다고 했다.

"왜 망설이는지 모르겠어요."

진석이의 표정에서 과도기의 흔적이 보였다.

용진이는 길을 가다 "아빠"라는 소리가 들리면 자신도 모르게 돌아본다고 했다.

나의 사랑스러운 첫 제자들. 그들도 나처럼 호칭이 하나씩 늘어나고 있었다.

"사장님." "여보." "아빠." 그리고 과거 "학생"

으로 불리던 그들도 이제는 누군가에게 "아저씨"로 불리고 있을 것이다. 그들의 변화를 듣고 나누며, 살아가는 이야기를 응원할 수 있음에 나는 행복하다.

그리고 그들이 나에게 하나의 새로운 호칭을 선물해줬다.

"할머니." 아니, "예쁘고 젊은 할머니!"

이 호칭 덕분에 나는 또 한 번의 과도기를 맞았다.
아이들이 늘 새로운 길을 보여주듯, 이번에도 나는 그들로 인해 변화하고 성장할 것이다.

기회를 붙잡다: 파키스탄 의료 봉사기

이국화

2005년, 파키스탄 카슈미르 지역에서 발생한 규모 7.9의 대지진은 순식간에 수많은 사람들의 삶을 송두리째 흔들어 놓았다.

약 8만 명이 목숨을 잃었고, 많은 사람들이 삶의 터전을 잃은 채 집 없는 난민이 되었다. 뉴스에서는 연일 참혹한 피해 상황을 보도했고, 정부는 구호 물자를, 병원들은 의료지원팀을 파견하기 시작했다.

나는 당시 중환자실에서 간호사로 일하고 있었다.
연일 쏟아지는 지진 소식에 피해 상황을 어렴풋이 짐작할 수 있었다. 여러 병원에서 긴급구호단을 파견한다는 소식이 들려오던 중, 내가 다니던 병원에서도 의료지원팀을 모집한다는 공지가 나왔다.

나는 1년도 채 되지 않은 초임 간호사로, 병원에서 다양한 환자들을 돌보며 매일 새로운 상황에 적응해가고 있었다.

파키스탄에서는 여진이 계속되고 있었기 때문에 의료지원을 간다는 것은 두려움을 동반한 선택이었다.

병원에서는 정형외과, 소아과 의사, 중환자실 수간호사, 경력자 간호사 등으로 구성된 지원팀을 꾸리고 있었고, 내가 근무하던 외과계 중환자실에서도 지원이 필요했다. 그러나 아무도 선뜻 나서지 않았다.

나는 오래전부터 해외 의료지원에 대한 열망이 있었다.
대학 시절 봉사 동아리 활동으로 태국의 고아원을 방문했던 경험이 떠올랐다. 다른 나라에서의 봉사활동은 나에게 문화적 다양성을 이해하는 기회를 주었고, 예상치 못한 문제를 해결하며 협력과 소통의 중요성을 배울 수 있었다. 이런 경험은 내 삶에 큰 의미로 남아 있었다. 그 기억을 떠올리며, 이번 기회 또한 놓칠 수 없다고 생각했다.

재난 지역에서의 봉사는 단순한 업무 그 이상이었다.
평소 병원 근무와는 차원이 다른 도전이었지만, 이 경험을 통해 더욱 성장할 수 있으리라는 믿음이 있었다.
'기회는 누구에게나 온다' 라는 말을 떠올리며, 나는 주저 없이 봉사팀에 합류했다.

파키스탄에 도착하자마자 눈앞에 펼쳐진 광경은 상상 이상으로 충격적이었다. 폐허로 변한 공간, 아직도 찾지 못한 가족을 기다리는 사람들, 그리고 혼란스러운 분위기 속에서 의료팀의 역할은 너무나도 중요했다.

의료지원 동안 많은 환자들을 만났다. 특히 기억에 남는 환자는 9살 소년이었다. 그는 무너진 건물에서 구조되었지만, 심한 골절과 외상을 입은 상태였다. 그의 눈에는 두려움이 가득했고, 심한 통증을 호소했다. 의료 자원의 한계로 우리가 할 수 있는 일은 필요한 치료를 제공하고 안정을 돕는 것뿐이었다.

그러나 며칠 동안 여러 차례 치료를 이어가며 그의 회복 과정을 지켜볼 수 있었다. 그 짧은 시간 동안 그의 상태가 조금씩 나아지는 모습을 보며, 그에게 작지만 확실한 희망의 빛이 되어줄 수 있었다는 사실에 큰 보람을 느꼈다.

처음 파키스탄에 갔던 그날을 잊을 수가 없다. 먹을 것도 마실 물도 넉넉하지 않았지만, 오전과 오후 내내 환자들을 돌보고 숙소로 돌아와 내일을 준비하던 시간이 참 좋았다. 또한, 함께 온 다른 병원 팀과 협력하며 '내 것, 네 것' 가리지 않고 힘을 합쳤던 그 순간들은 여전히 마음속에 깊이 남아 있다.

폐허로 변한 공간이었지만, 밤이 되면 까만 어둠 속에 반짝이는 별들이 그곳에서의 유일한 위안처럼 느껴졌다.

지진을 한 번도 겪어본 적이 없던 나는 한두 차례 여진이 찾아올 때마다 극도의 두려움과 공포를 느꼈다. 그럼에도 불구하고 우리는 8일간의 의료지원을 무사히 마치고 복귀할 수 있었다.

파키스탄에서의 의료 봉사 경험은 간호사로서, 그리고 한 인간으로서 나에게 큰 변화를 가져다주었다. 비록 짧은 시간이었지만 그 경험은 나의 마음속에 깊은 인상을 남겼다. 의료 봉사를 통해 간호사로서의 기술을 한층 더 성장시킬 수 있었고, 무엇보다도 인간적인 성찰과 성장의 기회가 되었다. 다양한 환자들과 직접 마주하며 그들의 고통과 어려움에 공감할 수 있었고, 내가 가진 것이 얼마나 소중하고 감사한 것인지 깨달을 수 있었다.

모든 생명은 존중받아야 한다는 소중한 가르침을 깊이 체감한 것도 이 경험 덕분이었다.

지금 돌이켜보면 그 당시의 선택이 무모하게 느껴지기도 한다.
경력이 많은 선배도 어려워했을 일이었는데, 나는 무슨 용기로 지원했을까? 그러나 만약 그때 내가 의료지원에 자원하지 않았다면, 아마 평생 해외 의료 봉사를 경험해 보지 못했을지도 모른다는 생각이 든다.

그때의 선택 덕분에 각 과의 과장님들과 허물없는 관계를 만들 수 있었고, 다양한 의료 기술을 익힐 기회도 얻을 수 있었다.
의료지원은 단순한 도전을 넘어 두려움을 극복하고 많은 것을 배우며 성장할 수 있는 계기가 되었다.

기회는 누구에게나 온다. 그러나 그 기회를 항상 우리가 원하는 시점에 잡을 수 있는 것은 아니다. 기회를 붙잡고 어떻게 활용할지는 우리의 선택에 달려 있다. 이를 통해 무엇을 얻고 어떻게 성장할지는 결국 우리의 몫이다.

의료 봉사라는 소중한 기회를 놓치지 않고 최선을 다했던 경험은 나에게 간호사로서의 기술적 성장뿐 아니라 내면의 성장을 이루는 데도 큰 도움이 되었다. 이 경험을 통해 기회의 중요성과 그것을 잡아내는 것이 얼마나 큰 의미를 가지는지를 깨달았다. 앞으로도 삶에서 찾아오는 다양한 기회들을 두려움 없이 받아들이고, 그 기회들을 통해 더 성장하고 나은 사람이 되고자 다짐해 본다.

보건교사와
엄마 사이에서

김민경

올해 중학생이 된 딸이 어느 날 나에게 이렇게 말했다.

"이제 나도 다 컸으니까 친구들이랑 롯데월드에 가겠다."

허락이 아닌 통보였다. 딸의 말에 나는 잠시 당황했다.

우리가 사는 곳은 경기도 파주시. 롯데월드가 있는 잠실까지는 꽤 먼 거리였다. 평소 동네에서도 잘 돌아다니지 않던 딸이, 갑자기 보호자 없이 친구들과 멀리 가겠다고 하니 걱정이 앞섰다.

보건실에 찾아오는 학생들이 휴일에 친구들과 놀러 다닌 이야기를 할 때마다,

"이제 아이들도 혼자서 잘 다니는구나"

하고 생각하곤 했다. 하지만 막상 내 아이가 그런다고 하니 쉽게 허락이 나오지 않았다.

딸은 가까운 고양시조차 친구들과 가본 적이 없고, 평소 방향 감각도 좋지 않았다. 그런 딸이 롯데월드까지 무사히 다녀올 수 있을까? 먼 길을 보내야 하는 불안감이 가장 컸다. 게다가 딸의 태도가 마음에 들지 않았다.

"가겠다"는 통보는 물론, 최근 사춘기의 징후가 역력한 딸은 생활 태도도 엉망이었다. 이런 상황에서 딸의 요구가 달갑게 들릴 리 없었다. 결국 우리는 서로 성난 말만 주고받았다.

그때 문득 나는 내 안에서 두 얼굴을 발견했다. 보건실에 찾아오는 학생들에게는

"너희들 정말 대단하다.
혼자서 그렇게 다녀오는 것도 큰 경험이지"

라며 칭찬을 아끼지 않았으면서, 정작 내 아이에게는 왜 이렇게 엄격하게 구는 걸까?

다른 아이들이 다치거나 길을 잃어도 나는 제삼자의 입장에서 그 경험을 존중해주면 그만이다.

그러나 내 딸에게 그런 일이 생긴다면, 그것은 단순한 해프닝이 아니라 나의 책임이 되는 문제였다.

부모로서 여전히 딸을 내 통제 아래 두고 싶어 하는 마음 때문일 것이다. 내 아이가 혼자 힘으로 무언가를 해낼 수 있다는 믿음보다는, 내 손 안에 있어야 안심이 되는 마음이 앞섰다.

나는 학생들에게 너그러우면서도, 내 아이에게는 지나치게 비판적인 내 모습이 과연 공정한가에 의문을 가졌다.

학교에서는 사춘기 아이들의 마음을 잘 안다고 자부했다. 하지만 정작 내 딸에게는 왜 그렇게 못하는 걸까?

같은 상황에서도 내가 교사와 부모라는 위치에서 다르게 느끼는 이유는 무엇일까?

'엄마의 마음으로 학생들을 돌보겠다'

고 다짐한 나의 모습은 애초부터 모순이었던 것일까?
이 질문들이 내 마음을 복잡하게 했다.

혼란스러웠다. 엄마라면 철없는 자녀의 행동에 속이 부글부글 끓는 것이 보통일 텐데, 다른 아이들에게는 한없이 관대하면서도 내 아이에게만 엄격한 내 모습이 답답하게 느껴졌다.

'나는 진정한 엄마의 역할을 제대로 하고 있는 걸까?'

차분히 생각해 보았다.
결국 감정을 가라앉히고 딸과 다시 대화를 시도했다.
먼저 딸의 마음을 인정해주고, 부모로서 우려되는 부분들을 차근차근 설명했다. 딸에게 몇 가지 조건을 제시했다.

예를 들어, 위치 공유를 하고, 태도에 문제가 생기면 허락을 취소한다는 조건을 달았다.

딸은 나의 설명을 이해했고, 나는 롯데월드에 가는 것을 허락했다.

이 일을 계기로 나는 보건교사로서의 나와 엄마로서의 나를 다시돌아보게 되었다.

두 역할이 기대하는 행동은 늘 일치하지 않는다. 보건교사로서 나는

'엄마의 마음으로 아이들을 돌보겠다'

고 다짐하며 보건실을 운영해왔다. 학생들의 감정을 수용하며 그들의 이야기에 귀를 기울였고, 행동이나 태도가 예의 없거나 규칙을어길 때는 적절히 조언하고 교육했다.

하지만 내 딸에게는 너무 엄격한 기준을 내세운 것은 아닐까?
'엄마' 라는 이름으로 아이의 감정을 헤아리기보다는, 통제와 책임

의 무게를 앞세운 것은 아닐까?

앞으로는 내 아이에게도 완벽함을 기대하기보다는, 기다려주는 여유를 가지기로 했다. 학생들에게 관대했던 것처럼 내 아이에게도 마음의 여유를 두고, 그녀가 겪는 과정을 믿고 지켜보는 균형을 찾아야겠다고 다짐했다.

이 일이 지나고 나서야 깨달았다. 부모로서 가장 중요한 역할은 아이를 통제하는 것이 아니라, 아이가 스스로 선택하고 성장할 수 있는 기회를 주는 것이라는 사실을.

그 순간, 보건교사로서의 내가 가진 여유와 엄마로서의 사랑이 조금 더 가까워지는 느낌이 들었다.

에필로그

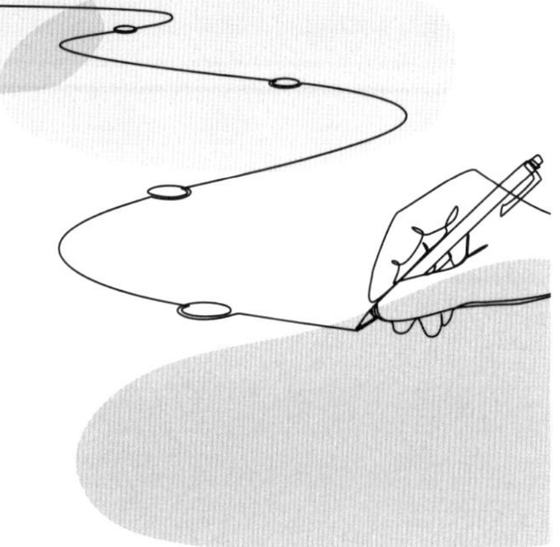

김다정

글을 쓰며 나의 18년 교직 생활을 찬찬히 돌아보게 되니 비로소 보이는 것들이 있습니다. 상처라고 여겼던 것들이, 내가 할 일을 알게 해 주었고, 고생이라고 여겼던 것들이, 단단한 근력을 만들어 주었고, 답답함이라고 여겼던 것들이, 주변을 돌아볼 수 있는 눈을 주었습니다.

상처받고 있는, 고생하고 있는, 답답함에 힘들어하고 있을 누군가에게 작은 위로가 될 수 있길...

김민경

늦여름의 어느 날, 도깨비 선생님들과 함께 아담한 정원을 방문했을 때가 떠오릅니다. 졸졸 흐르는 물, 정성스럽게 가꾼 꽃과 나무들이 마치 완벽한 조화를 이루며 그곳을 찾은 우리들의 발걸음을 붙잡았습니다. 정원을 가꾼 이는 좋은 씨앗을 골라 심고, 물을 주고, 정성껏 돌봤을 것입니다. 그 정원이 저절로 아름다워진 것이 아니듯, 우리도 우리들의 글쓰기 정원을 가꾸기 위해 올 한해 여기저기 글쓰기 씨앗을 뿌렸습니다. 이제 우리의 첫 책이 완성되었습니다.

아직 우리의 글은 서투르고, 미처 다 못피운 꽃도 많지만 우리들의 글쓰기 정원은 시간이 갈수록 풍성해질 것이라 믿습니다.

그때를 위해 앞으로도 쭉 도깨비 선생님들과 꾸준히 읽고 쓰며 함께 가고 싶습니다.

김향숙

　2024년 마지막 날에 원가족 네 명이 모여 가는 한 해를 이야기했습니다. 한 명이 나머지 세 명에게 한 가지씩 고마운 이야기를 전했습니다. 열두 가지 이야기꽃이 활짝 피었습니다.
그중 엄마의 글쓰기가 한 모퉁이에서 쑥스럽게 반짝이고 있었습니다.
　글쓰기를 할 수 있었던 것은 늦은 밤 어설픈 엄마의 글을 경청해 준 가족들이 있어서 가능했습니다. 따뜻함과 격려가 오고 갔기에 매일 한 줄씩 쓰고, 읽어주는 용기를 키웠습니다.
　가족으로 내적 힘을 채워 삶을 살며시 보일 수 있었습니다.
이 모두가 감사한 일입니다. 특히 이야기 속 아이들에게도 감사함을 전하고 싶습니다.

박남일

　배움과 나눔이 있는 곳에서 자양분을 먹었기에 지금까지 올 수 있었고 생각합니다. 수업과 업무에 많은 도움을 받았고 교사로서의 성장을 깨우치는 곳이 되었습니다. 그러다가 나의 생각을 글로 정리하고 나의 이야기가 세상으로 나오게 되었습니다. 잘 익은 토마토처럼 부끄러움이 몰려오지만, 가슴 한 켠에 차오르는 뿌듯함을 주체하기 힘듭니다. 마중물처럼 우리 공동의 노력이 개인의 성장과 필력으로 이어지기를 감히 기대해 봅니다.

신미숙

 이 글을 쓰면서 스스로를 돌아볼 수 있는 기회를 얻었습니다. 보건교사로서의 일상과 글쓰기의 중요성을 다시 한번 깊이 느낄 수 있었습니다. 글쓰기는 나 자신을 성장시키고, 교육자로서의 철학을 정리하며, 보다 나은 소통을 가능하게 하는 다리였습니다. 앞으로도 글쓰기를 통해 보건교사로서의 역할과 가치를 끊임없이 고민하며 발전해 나가고자 합니다. 나의 글이 작은 씨앗이 되어, 학생들과 교육 현장에서 새로운 가능성을 피울 수 있기를 기대합니다.

 이런 기회를 제공해 준 '도깨비'에 감사하며…

 '도깨비여 영원하라'

안규행

 내가 책을 쓸 수 있을까?

질문으로 시작된 글쓰기 여정은 책 한 권의 공동 저자가 되는 것으로 마무리합니다. 살아오면서 '할 수 있을까?'에 대한 질문에는 '한 번 해보자!'로 실천했던 내 자신을 칭찬하고 싶습니다. 보건교사로의 경험을 뒤돌아보며 처음을 떠올려볼 수 있었습니다.

첫 마음을 늘 간직하며, 보람과 기쁨을 온전히 느끼는 보건교사의 삶을 기대합니다.

이국화

　전학공으로 시작한 글쓰기가 책이 되어 나올 거라고는 미처 상상하지 못했습니다. 필사하고, 감상문을 적기 시작하면서 내가 걸어온 길을 차분히 되돌아보게 되었습니다. 두려움과 설렘으로 시작했지만, 한 줄 한 줄 써 내려가며 제 자신과 더 깊이 마주할 수 있었습니다. 이 책이 누군가에게 용기와 응원이 되길 진심으로 바랍니다. 힘든 시간도 있었지만, 보건교사의 길을 함께 걸어온 '도깨비' 선생님들 덕분에 이 모든 과정이 즐겁고 행복했습니다. 고맙습니다.

이유진

　보건교사로서의 경험이 개인적인 기억에 머물지 않고, 더 많은 사람들과 공유할 수 있음에 감사합니다. 선생님들의 이야기는 때로는 감동적이었고, 때로는 진지한 교훈을 주기도 했습니다.

　이 책을 통해 누군가에게 위로와 공감을 전할 수 있다면 더없이 감사한 일이라 생각합니다. 저희의 이야기가 작은 울림이 될 수 있기를 바랍니다.

임광자

　책을 쓴다는 것은 나에게 무엇이었을까요? 책을 씀에 있어 취재차 친구나 제자와 통화도 했습니다. 책 쓰기는 오랜 지인들과의 만남이 되었고, 그들과의 만남은 더 선명하고 풍성한 추억을 만나게 해 주었습니다. 또한, 공저자들과 함께 작업하며 각자의 개성과 다양성을 경험하는 재미는 물론, 나의 특성을 더 뚜렷이 알아가는 계기도 되었습니다. 글을 쓰고 책을 낸다는 것은 만남과 성숙이었습니다. 글쓰기를 시작하고 책을 내기까지 '함께'라는 힘을 작동시킨 모든 분께 무한 감사를 드립니다.

★ 장르가, 보건

발 행 일　2025년 5월 1일
글 쓴 이　김다정, 김민경, 김향숙, 박남일,
　　　　　　신미숙, 안규행, 이국화, 이유진, 임광자
기　　획　도깨비 전문적학습공동체
디 자 인　도서출판 알움, 김지혜
펴 낸 곳　도서출판 알움
메　　일　alumedu@naver.com
등록번호　제 2016-000026호
I S B N　979-11-957372-6-0
가　　격　17,800원